名中医传承

张奕针灸临床经验集

张　奕　王　瑶　主编

上海科学技术出版社

图书在版编目（CIP）数据

名中医传承．张奕针灸临床经验集 / 张奕，王瑶主编．-- 上海 : 上海科学技术出版社，2025．2．-- ISBN 978-7-5478-7022-8

Ⅰ．R249.7

中国国家版本馆CIP数据核字第2025MM6249号

名中医传承：张奕针灸临床经验集

张　奕　王　瑶　主编

上海世纪出版(集团)有限公司
上　海　科　学　技　术　出　版　社　出版、发行
(上海市闵行区号景路 159 弄 A 座 9F－10F)
邮政编码 201101　　www.sstp.cn
苏州市古得堡数码印刷有限公司印刷
开本 889×1194　1/32　印张 9.5
字数：252 千字
2025 年 2 月第 1 版　2025 年 2 月第 1 次印刷
ISBN 978－7－5478－7022－8/R・3191
定价：88.00 元

内容提要

本书总结介绍宁波市名中医张奕主任从医40余年的临床经验，系统总结提炼张奕主任做过的五大类共80余种常见疾病临床观察研究结果，阐述其在临床实践中对中医针灸的独特理论观点，并以医案的形式完整体现其对临床常见疾病的诊疗思维与特点。本书融汇古今，贯通中西，可供广大针灸从业医生提升临床诊疗技能阅读，也可供广大中医院校相关专业师生参考。

编 委 会

序

古之名医，率先针砭，岐黄问难，此科独详。先贤云："劫病之功，莫捷于针灸。"盖一针中穴，病者应手而起，诚医家之所先也。又语云"一针、二灸、三服药"，则针灸为妙用可知。针灸作为中医学璀璨的明珠，数千年来为中华民族的繁衍生息提供重要的健康保障。由于针灸操作简单便捷，效如桴鼓，扎根民间，深受病家欢迎。远在唐代，中国针灸就传播到现在的日本、朝鲜等国家。迄今为止，针灸已经传播到世界一百九十多个国家和地区，并于2010年11月16日被联合国教科文组织正式列为世界非物质文化遗产，为保障全人类的生命健康发挥了巨大的作用，成为世界医学的重要组成部分。浙江历史上针灸名家辈出，南宋王执中、明代高武、杨继洲等针灸大家均出自浙里，近代也有高镇五、虞孝贞、方剑乔等针灸名家，为针灸事业的传承和创新做出不可磨灭的贡献。

然针灸乃理之渊微，易学而难精，其道渊深，须前人之指教。名中医专家具有鲜明的学术特点和重要的学术地位，对其学术思想和辨证思维进行传承，对其针灸操作技能和细节进行归纳总结是发展针灸事业的重要途径。

张奕主任是宁波市名中医传承工作室专家，从事针灸临床工作40余年，担任科主任20余年，全面负责科室的临床、科研、教学工作，积累了深厚经验，并完成省重点学科建设，主持及参与了多项省市级课题的研究。张奕主任以此为依托，不断加强临床经验总结，拓展理论体系研究，对针灸临床中的常见病、多发病及疑难杂症有着独特见解，善用多种针法取效。

本书系统总结了张奕主任多年的针灸临床诊疗相关学术思想和临证经验，从辨证、选穴、针法等多方面进行剖析，有助于青年针灸医师夯实理论基础，开拓中医思维；书中细节描述翔实，具有极强的实用性和可操作性，可为广大针灸医师在应用针灸诊疗时提供指导，为青年医师的成长提供宝贵经验。

浙江省名中医

陈　雷

前　言

针灸疗法作为中医的瑰宝，源远流长，历史悠久。它通过刺激人体特定穴位，以调整气血、调和阴阳、疏通经络，从而达到治疗疾病的目的。针灸疗法以其独特的疗效和较少的不良反应，深受广大患者的信赖和喜爱。

张奕中医师，是宁波市针灸领域的杰出代表，拥有深厚的医学理论知识和丰富的临床经验。她致力于针灸疗法的研究与实践，不断探索其奥秘，力求将针灸疗法的疗效发挥到极致。张奕主任以精湛的技艺和高尚的医德赢得了患者的广泛赞誉。本书的编写，旨在传承和发扬宁波市名中医张奕主任的针灸临证经验，为广大针灸医师提供宝贵的参考和学习资料。通过深入分析张奕主任的医案，我们可以更好地理解针灸疗法的精髓，掌握其临床应用技巧，提高治疗效果和患者满意度。

本书不仅收录了张奕主任的临证医案，还对其针灸理论进行了深入阐述。张奕主任结合自己的实践经验，对针灸疗法的理论基础进行了系统梳理和阐释，有助于读者更好地理解和应用针灸疗法。本书详细介绍了张奕主任针灸疗法的临证应用方法，包括选穴原则、刺法技巧、疗程安排等。这些实用的方法不仅可以帮助针灸医师提高临床技能，也可以为患者提供更专业、更个性化的治疗方案。每个医案都是张奕主任临床经验的结晶，通过详细记录患者的症状、诊断、治疗过程及效果反馈，展现了针灸疗法在不同疾病中的具体应用和显著疗效。同时，本书还对每个医案进行了深入的分析和总结，提炼出针灸治疗的精髓和经验教训，为读者提供了宝贵的参考。书中还收录了众多患者的真实反馈和治疗效果。这些反馈不仅见证了张奕主任针灸技术的精湛，也证明了针灸疗法在改善患者生活质量、缓解病痛方面的积极作用。这些真实的案例将激励更多患者选择针灸治疗，同时也将推动针灸医学的进一步发展。

随着现代医学的不断进步和人们对健康需求的日益提升，中医针灸疗法正面临着广阔的发展前景。我们期待更多的医学工作者加入针灸研究与实践的行列中来，共同推动针灸医学的创新与发展。同时，我们也希望这本书能够为中医针灸的传承与发展贡献一份力量，为人类的健康事业做出更大的贡献。

总之，《名中医传承：张奕针灸临床经验集》不仅展示了宁波市名中医张奕主任卓越的医术和深厚的学术造诣，更是对针灸疗法的一次深刻剖析和全面展示。我们相信，通过学习与借鉴本书的内容，广大针灸医师将能够更好地掌握针灸疗法的精髓和实践技巧，为更多患者带来健康和希望。

本书编写组
2025 年 2 月

目 录

第一章 内科疾病

第二章 外科及皮肤疾病

第三章 妇产科疾病

第四章 儿科疾病

第五章　口腔及五官科疾病

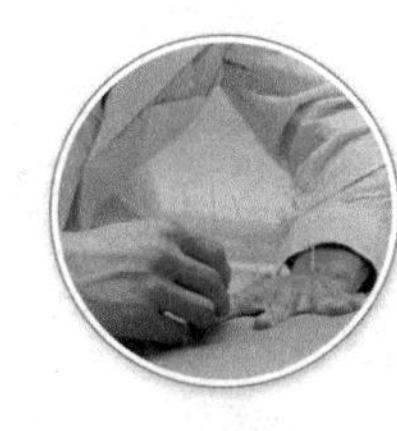

第一章 内科疾病

一 咳嗽

咳嗽是指外感或内伤等因素，导致肺失宣肃，肺气上逆，冲击气道，发出咳声或伴咯痰为临床特征的一种病证。历代将有声无痰称为咳，有痰无声称为嗽，有痰有声谓之咳嗽。临床上多为痰声并见，很难截然分开，故以咳嗽并称。针灸治疗咳嗽有较大优势，积累了丰富的治疗经验。咳嗽既是独立性的病证，又是肺系多种病证的一个症状。本节是讨论以咳嗽为主要临床表现的一类病证。西医学的上呼吸道感染、支气管炎、支气管扩张、肺炎等以咳嗽为主症者可参考本病证进行辨证论治，其他疾病兼见咳嗽者，可与本病证联系互参。

中医将咳嗽分为外感咳嗽与内伤咳嗽，外感咳嗽病因为外感六淫之邪；内伤咳嗽病因为饮食、情志等内伤因素致脏腑功能失调，内生病邪。外感咳嗽与内伤咳嗽，均是病邪引起肺气不清失于宣肃，迫气上逆而作咳。

诊断

1. 外感咳嗽

（1）风寒：主证为咳声重浊，喉痒，痰稀薄色白，伴鼻塞，流清涕，头痛，肢体酸楚，恶寒发热，无汗等表证，舌苔薄白，脉浮或浮紧。

（2）风热：主证为咳痰黄稠，咳而不爽，口渴咽痛，身热，或见头痛、恶风、有汗等表证，苔薄黄，脉浮数。

2. 内伤咳嗽

(1) 痰浊阻肺：咳嗽痰多，尤以晨起咳甚，咳声重浊，痰黏腻或稠厚成块，色白或带灰色，胸闷气憋，痰出则咳缓、憋闷减轻。常伴体倦，脘痞，腹胀，大便时溏，舌苔白腻，脉濡滑。

(2) 肝火犯肺：上气咳逆阵作，咳时面赤，常感痰滞咽喉，咯之难出，量少质黏，或痰如絮状，咳引胸胁胀痛，咽干口苦。症状可随情绪波动而增减。舌红或舌边尖红，舌苔薄黄少津，脉弦数。

(3) 肺燥阴虚：干咳，咳声短促，痰少黏白，或痰中带血丝，或声音逐渐嘶哑，口干咽燥，常伴有午后潮热，手足心热，夜寐盗汗，口干，舌质红少苔，或舌上少津，脉细数。

验方

1. 外感咳嗽

治法 疏风解表，宣肺止咳。以手太阴、手阳明经穴为主。

主穴 列缺、合谷、肺俞。

配穴 风寒者加风门、风池；风热者加大椎、曲池；咽喉疼痛可加少商放血，发热恶寒加大椎、外关。

方义 肺主皮毛，司一身之表，列缺为肺之络穴，散风祛邪，宣肺解表；合谷与列缺，原络配穴，加强宣肺解表的作用；肺俞为肺之背俞穴，功可通调肺气，加强宣肺解表之效；咽喉肿痛，少商放血以泄肺热；发热恶寒用大椎、外关以退热解表。

2. 内伤咳嗽

治法 肃肺理气，止咳化痰。以手足太阴经穴为主。

主穴 太渊、中府、列缺、肺俞、脾俞。

配穴 痰湿者，加丰隆、阴陵泉、足三里、中脘；肝火灼肺者，加行间、阳陵泉；肺阴亏虚者，加膏肓、列缺、照海。

方义 太渊为肺经原穴，本脏真气所注，取之肃理肺气，肺俞、脾俞补益肺脾之气，以增强肺之宣降，脾之运化功能；肺俞、中府，俞募穴相配，以润肺调气；列缺为肺经络穴，通于任脉，以清肃润燥止咳,中脘、足三里健脾胃以化痰浊;丰隆化痰以降气。肝火灼肺者加阳陵泉、行间以清泻肝火;肺阴亏虚者配照海养阴生津以清利咽喉;诸穴共奏益阴润燥,清肃肺气,止咳止血之效。

操作 外感咳嗽毫针泻法,风热者可疾刺,或刺络放血,常采用一次性采血针在大杼、风门、肺俞快速点刺放血后再拔罐,留罐时间不超过 10 min,出血量 5～8 mL。风寒型主穴用平补平泻法,或配用灸法。配穴按虚补实泻法操作。

医案

患者,男,50 岁。2020 年 4 月 5 日就诊。

主诉 反复咳嗽 6 余年,加重 1 个月。

现病史 患者 6 年前确诊支气管哮喘,此后间断使用信必可、孟鲁司特钠等药物控制,病情不稳定。病情严重时曾使用糖皮质激素治疗。1 个月前,患者劳累后喘憋加重,痰多,就诊于某三甲医院,诊断为“支气管哮喘急性发作,支气管肺炎”,经抗感染治疗地塞米松 10 mg 静脉滴注 3 d,症状减轻,为求进白量少质黏,伴气短,活动后喘憋,可耐受平地慢走 1 000 m,恶寒明显,咳喘受凉后加重,纳眠可,尿频,大便溏,3 次/d。舌暗,苔白中剥,脉弦滑。治疗选用毫针、火针、皮内针,配合中药口服。

治疗 取天突、膻中、中脘、气海、关元、列缺、鱼际、足三里、丰隆。选用直径 0.25 mm、长 25～40 mm 针,针刺深度 5～25 mm,每次留针 25 min,每周 3 次。火针点刺:中脘、气海、关元。皮内针:膻中、足三里,嘱患者每 2 h 按压 1 次(方向垂直于穴位,不可揉),留针 24 h 后自行取下。治疗 4 周后痊愈。

按语

咳嗽的最早记录出现在《素问・阴阳应象大论篇》的“秋伤于湿,冬生咳嗽”和《素问・示从容论篇》的“咳嗽烦冤者,是肾气之逆也”。病因分为外感及内伤，如《素问・咳论篇》中记载“皮毛先受邪气，邪气以从其合也”“其寒饮食入胃，从肺脉上至于肺则肺寒，肺寒则外内合邪，因而客之，则为肺咳”。外感六淫之邪、饮食失调、情志不遂等因素均可引起肺气失于宣降，上逆而为咳。“五脏六腑皆令人咳，非独肺也”，咳嗽病位虽在肺，若其他脏腑功能失调时，与其相联系的经脉继而出现气血运行不畅，也会影响肺之宣降出现咳嗽，国医大师洪广祥认为，“肺系、胃系与肝诸脏气机逆乱、气阳虚弱”是慢性咳嗽的主要病机，以调理气机、扶正祛邪为治则。

针灸治疗咳嗽主要是通过针刺调节经气，促使肺气运行恢复正常。毫针治疗作为针灸治疗咳嗽的最基础治疗，应用于肺系疾病治疗的全过程，并根据患者的症状、舌脉，结合本病的病因，对患者辨证施治。选穴方面，绝大多数都是特定穴，刺法方面，根据不同腧穴的特点。

灵活选用平刺、斜刺、透刺，结合补泻手法，使针感传导而达“气至病所”之效。风寒表证常以火针点刺督脉、肺俞、风门、大椎、膈俞等穴位以祛寒散邪、扶正解表；痰湿内盛证，尤其以寒湿为甚者，常取火针点刺曲池、丰隆、中脘以祛邪化痰、宣肺止咳；对于实证、热证，临床症状以咳嗽咳痰，痰色黄质黏，常伴有发热、咽痛等为主的痰热证，应用放血疗法，治以清热化痰、止咳平喘。又因肝属木、肺属金，冬春季节，或秋燥时节，临床常见由于肝火过旺，耗灼伤阴，即“木火刑金”所致咽痒干咳，亦可用放血疗法，以疏肝泻火、止咳平喘。

二 哮喘

哮喘是一种常见的反复发作性疾患。临床以呼吸急促、喉间哮鸣，甚则张口抬肩，甚则喘息不能平卧为主症。属于中医“哮病”“喘证”的范畴。哮与喘同样会有呼吸急促的表现，但症状表现略有不同，“哮”是呼吸急促，喉间有哮鸣音；“喘”是呼吸困难，甚则张口抬肩。临床所见哮必兼喘，喘未必兼哮。两者常同时发作，其病因病机也大致相同。本病具有反复发作的特点，可发于任何年龄，不分季节但以寒冷季节和气候骤变时多发。鉴于本病具有高发性、长期性和难治性的特点，已被世界卫生组织列为疾病中四大顽症之一，成为世界公认的医学难题。本节是讨论以哮喘为主要临床表现的一类病证。西医学的支气管哮喘、慢性喘息性支气管炎、心源性哮喘等以哮喘为主症者可参考本病证进行辨证论治。

中医认为，本病基本病因为痰饮内伏。小儿每因反复感受时邪而引起；成年者多由久病咳嗽而形成。脾失健运，聚湿生痰，或偏嗜咸味、肥腻或进食虾蟹鱼腥，以及情志、劳倦等，均可引动肺经蕴伏之痰饮。痰饮阻塞气道，肺气阻塞气道，肺气升降失常，而发为痰鸣哮喘。发作期可气阻痰壅，阻塞气道，表现为邪实证；如反复发作，必致肺气耗损，久则累及脾肾，故在缓解期多见虚象。

诊断

1. 实证：主症表现为病程短，或当哮喘发作期，哮喘声高气粗，呼吸深长，呼出为快，体质较强，脉象有力。兼见咳嗽喘息，咳痰稀薄，形寒无汗，头痛，口不渴，脉浮紧，苔薄白，为风寒外袭；兼见咳喘黏痰，咯痰不爽，胸中烦闷，咳引胸胁作痛，或见身热口渴，纳呆，便秘，脉滑数，苔黄腻，为痰热阻肺。

2. 虚证：主证表现为病程长，反复发作或当哮喘间歇期，哮喘声低气怯，气息短促，体质虚弱，脉象无力。病久肺气不足，证见气息短促、语言无力，动则汗出，舌质淡或微红，脉细数或软无力。如喘促日久，以致肾虚不能纳气，则神疲气不得续，动则喘息、汗出、肢冷、脉象沉细。

验方

1. 实证

治法 祛邪肃肺，化痰平喘。取手太阴经穴为主。毫针刺用泻法，风寒可酌用灸法；痰热可兼取足阳明经穴，不宜灸。

主穴 肺俞、风门、膻中、列缺、尺泽、定喘。

配穴 风寒加风门；痰热加丰隆；喘甚加鱼际、孔最。

操作 针用泻法，风寒可酌用灸法，风热之邪或风寒入里化热则配合针刺曲池、大椎、风池；痰热者亦可采用刺络放血的方法，可在少商、鱼际、尺泽等穴点刺放血。

方义 手太阴经列缺以宣通肺气、祛邪外出。选其合穴迟泽，以肃肺化痰，降逆平喘。局部取气之会膻中，可宽胸理气，舒展气机。肺俞属足太阳膀胱经穴，是肺脏精气输注于背部的处所，具有调肺气、止咳喘、实腠理之作用；风门为督脉与足太阳膀胱经交会穴，为风邪侵袭人体之门户，针之可散风寒，泻邪热，调肺气，止咳喘。丰隆为祛痰要穴，扶正固本，祛伏痰夙根，鱼际穴为手太阴肺经之荥穴，能通调肺气、止喘解痉，对控制哮喘急性发作有独到作用；孔最穴为手太阴肺经郄穴，为经脉气血深聚之处，有肃肺平喘、疏导经气、调整脏腑之功，尤其治疗肺脏的急性病症效果较好。

2. 虚证

治法 调补肺肾之气为主。以相应背俞穴及手太阴、足少阴经穴为主。

主穴　肺俞、膏肓俞、肾俞、定喘、足三里、太渊、太溪。

配穴　肺气不足者加气海；肾气不足者加关元。

操作　毫针用补法，多以膻中、关元、气海、足三里灸之。

方义　肺俞、膏肓俞补益肺气，肾俞以纳肾气。肺经原穴太渊、肾经原穴太溪。可充肺肾真元之气。足三里调和胃气，以资生化之源，使水谷精微上归于肺，肺气充则能卫外。定喘为平喘之效穴。关元为任脉与足三阴经交会穴，三阴交为足三阴经交会穴，两穴配伍可用于治疗肝脾肾三经不足、元气亏损，能够固摄真元，摄纳真气。

医案

患者，男，28 岁。2020 年 10 月 3 日初诊。

主诉　反复咳喘 1 年余。

现病史　1 年余前无明显诱因出现咳喘，表现为晨起后咳嗽气喘，伴痰多及呼吸不畅，痰时白时黄，痰吐出后有咽痒感，1 年来一直用雾化吸入沙美特罗维持，并间断服用阿斯美、地塞米松等，症状未见明显好转。舌淡胖、质红、苔白，脉弦滑。既往有过敏性鼻炎病史。

诊断　中医诊断为哮证，辨证属肺气不足、痰热阻肺证；西医诊断为支气管哮喘。

治疗　选穴：尺泽、鱼际、孔最、曲池、外关、合谷、足三里、三阴交、太冲，毫针刺，足三里行补法，余各穴行泻法，加电针施以疏密波，每次 30 min；隔天 1 次。2020 年 10 月 10 日复诊，诉咳嗽明显减少，偶有少许气喘，依上法继续治疗 2 个月后咳喘消失，继而嘱其每隔 10 天行 1 次穴位贴敷治疗，选取(肺俞、脾俞、肾俞，均双侧取穴)以固本，随访半年未再复发。

按语

哮喘的中医病因病机为本虚标实，内外因结合为患。肺脾肾三脏亏虚是其本，外感风寒、风热或日久酿成痰瘀是其标。病因当分内外，内因是六淫、七情、饮食、劳倦及与患者不相容的某种物质；外因是风邪为患。风邪相当于现代医学的变应原，是触发哮喘发作的关键。张奕主任认为哮病发作，风邪是其主要诱因。《症因脉治·哮病》载："哮病之因，痰饮留伏，结成窠臼，潜伏于内，偶有七情之犯，饮食之伤，或外有时令之风寒束其肌表，则哮喘之症作矣。"如感受风热之邪或风寒入里化热，则配合针刺曲池、大椎、风门、风池以清风热，必要时可配合大椎、风门刺络放血以祛邪。

治疗哮喘始终不忘辨明寒热虚实和标本缓急，认为发时治肺，缓时治肾。发作时以泻肺祛邪为主，多用针刺；缓解期以治肾扶正为主，重视灸法。缓解期以治肾为要，但又经常不限于治肾。五脏六腑皆令人喘，无独于肾也。针对虚寒明显或肾阳亏虚者每可在缓解期加用灸法或行天灸疗法，多以背俞穴为主，如肺俞、膏肓俞、脾俞、肾俞，可用针灸补法或温针灸、隔物灸、悬灸等不同方法。在此基础上，治疗顽固性哮喘，善于应用任脉穴，如天突、鸠尾、中脘。

注意：①哮喘伴有支气管炎者，应在哮喘发作缓解后，积极治疗支气管炎；②发作严重或持续不解者，应配合药物治疗；③须注意预防，气候转冷及时添衣，过敏体质应注意避免接触致敏原和过敏食物。

三 胃痛

胃痛是以上腹胃脘部近心窝处疼痛为主证的病证，常伴有胀满、呕恶、嗳气、纳差和泛酸等症状。随着现代社会生活节奏不断地加快，工作、学习压力的增加，导致日常生活环境和习惯的变化，作息不规则、饮食结构失衡、药物滥用、烟酒的无节制等，人们健康隐患与日俱增，我国胃脘痛的发病日益增多且不断年轻化。西医治疗胃脘痛以药物为主，不能治其根本且复发率高，不良反应较多。中医运用针灸在治疗胃脘痛方面有独特优势，见效快不良反应少且复发率低。西医学中的急性胃炎、慢性胃炎、消化性溃疡、胃痉挛、胃下垂、胃黏膜脱垂症、胃神经症等疾病，当其以上腹部胃脘疼痛为主要临床表现时，均可参照本节辨证论治。

中医认为，本病多由外邪犯胃、饮食不节、情志失调或劳逸所伤等因素诱发，以致气机郁滞，胃失和降，不通则痛，或素体脾胃虚弱，不荣则痛。若寒邪客于胃中，寒凝不散，阻滞气机，可致胃气不和而疼痛；或因饮食不节，饥饱无常，或过食肥甘，食滞不化，气机受阻，胃失和降引起胃痛；肝对脾胃有疏泄作用，如因忧思恼怒，气郁伤肝，肝失条达，横逆犯胃，亦可发胃痛；若劳倦内伤，久病脾胃虚弱，可导致脾阳不振，胃失温养，内寒滋生，中焦虚寒而痛；若热病伤阳或胃热日久耗伤胃阴，胃阳不足，脉络失养而痛；亦有气郁日久，瘀血内结，气滞血瘀阻碍中焦气机，而致胃痛发作。

诊断

1. 实证：上腹胃脘部暴痛，寒邪犯胃，症见胃痛暴作，得温痛减，口不渴喜热饮，或伴恶寒，舌苔薄白，脉弦紧；若为饮食停滞，症见胃脘胀痛，嗳腐吞酸，嘈杂不舒，呕吐或矢气后痛减，大便不爽，舌苔厚腻，脉滑；若为肝气犯胃，症见胃脘胀满，脘痛连胁，嗳气频频，心烦易怒，吞酸太息，大便不畅，每因情志因素而诱发，舌苔薄白，脉弦；若气滞血瘀，胃痛拒按，痛有定处，食后痛甚，或见呕血便黑，舌质紫暗甚或有瘀斑点，脉细涩。

2. 虚证：上腹胃脘不疼痛隐隐，脾胃虚寒则伴泛吐清水，喜温喜按，纳差神疲，甚或手足不温，大便溏薄。舌苔薄白，脉虚弱或迟缓。胃阴不足则伴灼热隐痛，似饥而不欲食，咽干口渴，大便干燥，舌红少津，脉细数。

验方

治则 和胃止痛。以足阳明、手厥阴经穴及相应俞募穴为主。

主穴 足三里、中脘、内关。

配穴 寒邪犯胃，加梁丘，灸胃俞；饮食停滞，加梁门、内庭；肝气犯胃，加太冲、阳陵泉；气滞血瘀，加膈俞、血海；脾胃虚寒，加脾俞、胃俞、气海、关元；胃阴不足，加三阴交、内庭。

方义 中脘为胃之募穴，腑之所会，可以健运中州，调理气机；内关宽胸解郁，行气止痛；足三里乃足阳明胃经合穴，“合治内腑”可疏调胃气，导滞止痛。

操作 实证针用泻法，虚证针用补法。痛甚可持续运针1～3分钟至痛缓。寒邪犯胃，可选中脘及天枢穴隔姜灸法；脾胃虚寒，可用温针灸足三里、中脘、脾俞、胃俞。

医案

陈某，女，55岁，职员，2021年2月11日初诊。

主诉　胃脘部隐隐作痛1年有余。

现病史　患者1年前出现胃脘部隐隐作痛，得热则缓，按之痛减；劳累或受风寒疼痛加重，但可自行缓解。近日因受凉刺激胃肠，再次感觉胃脘部隐痛不止，且有加重趋势，症见：胃脘部隐痛且胀满，精神萎靡，面色无华，手足不温，纳呆，便溏，舌质淡，苔薄白，脉细弱。

诊断　中医辨证属脾胃虚寒型胃痛。

治疗　宜温中散寒，健脾和胃，理气止痛。方法是取1.5寸毫针刺入中脘、下脘、梁门、足三里、内关、脾俞、胃俞，施用补法。针刺得气后中脘、下脘加电刺激，并红外线照射上腹部。留针20 min。足三里、脾俞、胃俞予温针灸，隔日1次，10日为1疗程。治疗2次后患者感觉疼痛减轻，发作次数减少，8次疼痛基本消失，继续巩固治疗3次，临床治愈。随访半年未复发。

按语

“胃脘痛”论述首见于《黄帝内经》，《素问·六元正纪大论篇》曰：“木郁之发……故民病胃脘，当心而痛，上支两胁，鬲咽不通，食饮不下。”胃脘痛是以上腹胃脘部近心窝处疼痛为主证的病证，常伴有胀满、呕恶、嗳气、纳差和泛酸等症状，多由外邪犯胃、饮食不节、情志失调或劳逸所伤等因素诱发，以致气机郁滞，胃失和降，不通则痛，或素体脾胃虚弱，不荣则痛。

针灸在胃脘痛的治疗中运用广泛，具有操作简便、见效快及预后好等优点，值得临床推广运用。中脘为胃之募穴，又是腑会，针刺中脘可使胃肠蠕动增强，该穴传入神经元在脊神经节的节段为胸7—腰2，由于其神经传入节段与胃肠的传入神经节段在形态学上有重叠交汇，因此针刺本穴能调整胃肠功能。内关穴为心包之络，理三焦，畅气机，又为八脉交会穴，与公孙穴共同主治心、胸、胃疾，可降逆和胃。脾俞、胃俞属背俞穴，"以俞调枢"，即以足太阳膀胱经背俞穴为调节脾胃功能的关键枢纽，通过中医外治法进行干预，能达到恢复脾胃气机升降的目的。

四 慢性萎缩性胃炎

慢性萎缩性胃炎是指胃黏膜因重复受到各种因素的损伤，从而引起固有腺体的减少或伴腺体肠上皮化生的一种慢性消化系统疾病，属癌前病变。临床大多数患者的症状无明显特异性，常表现为上腹部的疼痛不适、食欲下降、纳差、嗳气、反酸、恶心等症状。经过研究调查表明，慢性萎缩性胃炎在我国呈逐年上涨的趋势，目前，西医针对慢性萎缩性胃炎以对症治疗为主，存在疗效欠佳、药物不良反应较大等不足，而中医药在缓解慢性萎缩性胃炎患者症状、改善病理改变方面具有独特优势，且不良反应较少。

中医认为慢性萎缩性胃炎主要是由于外邪入侵和情志内伤及饮食不洁而引起的，致使脾失健运，胃失和纳，肝郁气滞，肝胃不和，痰湿阻滞，痰瘀互结，导致气血运行失常，致使胃黏膜发生萎缩甚至发展成为肠化生造成癌前病变。

诊断

1. **脾胃虚弱型：**胃脘胀满，时轻时重，食欲不振，神疲乏力，少气懒言，大便溏稀，舌质淡，苔白，脉沉细弱。

2. **肝胃不和型：**胸胁脘腹胀闷，口干口苦，善太息，烦躁易怒，情志不遂时加重，舌质淡，苔薄黄，脉弦细。

3. **瘀血内阻型：**食后胃脘刺痛，夜间尤甚，面色黧黑，大便秘结，舌质紫有瘀斑，舌苔黄，脉弦滑。

4. **胃阴不足型：**胃痛隐隐，喜按喜温，食欲不振，口干舌燥，尿黄尿少，便干烦热，舌质红，苔少或有裂纹，脉细数。

验方

治则 健脾和胃，疏肝理气。以取足阳明胃经、任脉、足太阴脾经、手厥阴心包经及相应俞募穴为主。

主穴 足三里、中脘、内关。

配穴 脾胃虚弱加脾俞、血海、气海、关元；肝胃不和型加胃俞、肝俞、章门、合谷；胃阴不足型加太溪、肾俞、三阴交；以气滞血瘀为主者加膈俞、三阴交、太冲。

方义 足三里为足阳明胃经的合穴，是治疗脾胃病的首选穴，中脘为八会穴之一，是任脉经的腧穴、胃经的募穴，且中脘又为腑之会，是胃经脉气结聚之处，可和胃降逆、理气止痛，内关穴为手厥阴心包经络穴，通三焦经，能疏利三焦气机，且内关为八脉交会穴，通阴维脉，阴维脉与三阴经相合，循行于胃脘、胁肋部，具有理气和胃、降逆止痛之功效。气海穴能益全身之气，三阴交为足三阴经之交会穴，能滋阴经以养胃阴。太冲、公孙穴可疏肝行气，合谷、血海以行气活血。

操作

1. 毫针疗法：实证针用泻法，虚证针用补法。

2. 穴位埋线：穴位取脾俞、胃俞、足三里，将长 10 mm 医用羊肠线线段埋入穴位处皮下脂肪层或肌肉层中，每 2 周 1 次。

3. 温针灸：脾胃虚弱者取脾俞、胃俞、中脘、足三里，常规针刺后温针，配穴临症加减，隔日 1 次。

医案

陈某，女，60 岁。2020 年 1 月 10 日初诊。

主诉 胃脘胀满疼痛 10 年，加重 1 周。

现病史 10 年前因生气懊恼后出现胃脘部胀满疼痛，此后症状反复发作。于2019年8月在老家医院门诊就诊，服用中药后效果不佳，平素自行服用“奥美拉唑肠溶胶囊”局部症状稍缓解，1周前上述症状加重，遂来就诊。刻诊：胃脘连及两胁部胀满不舒，情绪激动时加重，并有反酸、烧心症状，平素情志不遂善太息，胁肋部有烧灼感，口干欲饮凉水，晨起口苦明显，恶心欲呕吐，偶有头晕头痛，纳食一般，大便2～3 d一次，便质干，小便黄，夜梦多，偶有夜间手脚心发热，舌边红苔少，脉弦细。胃镜示：胃窦黏膜发红；慢性萎缩性胃炎(C1)。碳13呼气试验：Hp阴性。病理：(胃窦)黏膜中度慢性萎缩性炎伴肠上皮化生(轻度)。

诊断　西医诊断：慢性萎缩性胃炎(C1)；中医诊断：胃痛(胃阴虚兼肝气郁结证)。治法：养阴疏肝，滋阴降火。

治疗　取1.5寸毫针刺入中脘、下脘、足三里、天枢、内关、脾俞、胃俞，肝俞、太冲、三阴交，施用平补平泻。针刺得气后中脘、下脘、天枢加电刺激，并红外线照射上腹部。留针20 min。隔日1次，10日为1疗程。同时嘱患者饮食宜清淡易消化，忌恼怒。治疗半年后，半年后复查胃镜示：慢性萎缩性胃炎，病理：(胃窦)黏膜轻度慢性萎缩性炎，肠上皮化生消失，患者情绪亦较前平稳。

按语

中医将慢性萎缩性胃炎归属为“胃痞”“胃胀”“呃逆”“胃脘痛”“痞满”等，《医学正传・胃脘痛》云：“胃脘当心而痛……未有不由清痰食积郁于中，七情九气触于内所致焉。”现代人工作压力大及不规律的饮食是导致本病的主要原因。因此健脾和胃，疏肝理气是慢性萎缩性胃炎的治疗原则。脾主升清，胃主降浊，肝主疏泄，三脏功能协调才能使三焦气机通畅，升降如常。所以临床上可取肝俞、脾俞等脏腑的俞穴，其为脏腑经气输注汇聚之所，具有健脾化湿和胃，调肝理气的功效，而中脘乃上中下三焦之枢机，腑之会穴，针刺该穴可疏调三焦气机，使气机顺畅，气血调和，百病皆愈。

针灸治疗慢性萎缩性胃炎在临床症状方面改善明显，综合疗法能结合各疗法的优势，有效缓解临床症状，也已成为新的研究趋势。一系列中医针灸及相关疗法通过疏通经络，调理气血，修复胃黏膜损伤，抑制腺体的萎缩、肠化和增生，能有效缓解临床症状，逆转或稳定其异常病理表现，且安全无副作用，值得进一步推广。

五　呃逆

呃逆是指胃失和降，气逆动膈，上冲喉间，呃呃连声，声短而频，不能自止的疾病。呃逆的发生机制目前还不清楚，多因膈肌痉挛引起的一种临床表现，而顽固性呃逆是指呃逆发作频繁，症状典型，持续时间超过 48 h，并常常伴随坐卧不安，甚至无法进食，彻夜难眠等临床症状，给患者带来极大痛苦，严重影响其工作学习和日常生活。西医学中膈肌痉挛、胃炎、胃扩张、胃肠神经症及胃肠手术后出现以呃逆为主要症状者，均可参照本篇进行辨证论治。

中医认为呃逆的病因有饮食不当，情志不遂，脾胃虚弱等。饮食不当进食太快太饱，过食生冷，过服寒凉药物，致寒气蕴蓄于胃，胃失和降，胃气上逆，并可循手太阴之脉上动于膈，使膈间气机不利，气逆上冲于喉，发生呃逆。情志不遂恼怒伤肝，气机不利，横逆犯胃，胃失和降，胃气上逆动膈；或肝郁克脾，或忧思伤脾，脾失健运，滋生痰浊，或素有痰饮内停，复因恼怒气逆，胃气上逆挟痰动膈，皆可发为呃逆。正气亏虚或素体不足，年高体弱，或大病久病，正气未复，或吐下太过，虚损误攻等，均可损伤中气，使脾胃虚弱；胃失和降；或胃阴不足，不得润降，致胃气上逆动膈，而发生呃逆。若病深及肾，肾失摄纳，冲气上乘，挟胃气上逆动膈，也可导致呃逆。呃逆的病位在膈，病变关键脏腑为胃，并与肺、肝、肾有关。

诊断

1. 实证:胃中寒冷可见呃声沉缓有力,胸膈及胃脘不舒,得热则减,遇寒则甚,进食减少,口淡不渴,舌苔白,脉迟缓。胃火上逆可见呃声洪亮有力,冲逆而出,口臭烦渴,多喜饮冷,脘腹满闷,大便秘结,小便短赤,苔黄燥,脉滑数。气机郁滞可见呃逆连声,常因情志不畅而诱发或加重,胸胁满闷,脘腹胀满,纳减嗳气,肠鸣矢气,苔薄白,脉弦。

2. 虚证:脾胃阳虚可见呃声低长无力,气不得续,泛吐清水,脘腹不舒,喜温喜按,面色苍白,手足不温,食少乏力,大便溏薄,舌质淡,苔薄白,脉细弱。胃阴不足可见呃声短促而不得续,口干咽燥,烦躁不安,不思饮食,或食后饱胀,大便干结,舌质红,苔少而干,脉细数。

验方

治则 降逆平呃。手厥阴、足阳明胃经穴为主。

主穴 天突、膻中、中脘、内关、足三里、攒竹。

配穴 胃寒型呃逆可加灸神阙、中脘;胃热型呃逆可加膈俞放血,肝气犯胃针泻三阴交、太冲;脾肾阳虚型呃逆加关元,胃阴不足型呃逆则取太溪。

方义 内关为八脉交会穴,通阴维脉,长于治疗心胸胃疾病,足三里是胃的下合穴,中脘是胃的募穴,三穴共行和胃降逆止呃之功。天突为任脉和阴维脉的交会穴,能降逆止呃。膻中为八会穴之气会穴,居胸膺中,主一身之气机,能宽胸利膈、调畅气机。膈俞为八会穴之血穴,能调理脾胃、和中降逆。三阴交为足三阴经交会穴,调理肾、肝、脾三脏,故能疏肝理气,调理脾胃。攒竹穴能泄膀胱经之气,从而达到调理全身脏腑气机,使经络通畅、气血调和。太冲是肝经原穴,有疏肝理气,降逆和胃之功。太溪有清热滋阴以镇上阳之功效。

操作

1. 针刺:实证针用泻法,虚证针用补法。天突穴直刺0.2寸,然后针尖转向下方,紧靠胸骨后方刺入2.5～3寸,不行针;膻中穴向下平刺透向鸠尾;中脘、关元等均直刺2～3寸,行平补平泻;内关直刺约1寸,行提插捻转泻法,以患者能忍受为度;足三里直刺以麻胀感传向足部为度;每隔5 min行针1次,留针20 min。

2. 灸法:胃寒型及脾肾阳虚型,可温针灸治疗,穴取中脘、关元穴,1次/d,每次两壮。

3. 放血疗法:胃热型可在膈俞穴刺络拔罐放血,三棱针点刺3～5下,施以火罐5 min,每3天1次。

医案

吴某,女,50岁。2020年2月11日初诊。

主诉　呃逆1周。

现病史　患者近来情志不遂,胸闷心烦,食凉饮后致呃逆1周,曾服多种中西药物和穴位按摩无效,呃声频频,逐渐加重,难以自制,膈脘胀满,不思饮食,舌质黯,苔薄黄,有齿痕,脉细涩。

诊断　呃逆,为肝气犯胃,胃气上逆所致。

治疗　以攒竹、膻中、内关、中脘、足三里、三阴交、太冲为主穴。针治1次症状减轻,针治2次呃逆停止。2个月后随访,病情未复发。

按语

针灸治疗呃逆历史悠久,且疗效确切。《针灸资生经·第三》记载:“哕……灸中脘、关元百壮;未止,灸肾俞百壮。”《玉龙歌》中指出“若患翻胃并吐食,中魁奇穴莫教偏”。针刺穴位能激发经气,从而调节脏腑功能失调所致的气机逆乱,使气机调畅,以达到降逆止呃的目的。

张奕主任治疗呃逆重在通调腑气，更注重肠腑的调节，符合中医的整体观念和辨证论治。针灸治疗顽固性呃逆方法多样，皆取得不错疗效，且较西医治疗不良反应少，故选用针灸治疗呃逆不失为一种行之有效的方法。

六　便秘

便秘是大便秘结不通，患者粪质干燥、坚硬，排便艰涩难下，常常数日一行，或粪质不硬，虽有便意，但便出不畅的病症，可伴有腹痛、腹胀。便秘严重影响了患者的生活和工作，目前西医对便秘多使用泻剂、促动力剂、纤维素等药物对症治疗，但存在明显的不良反应，疗效并不完全令人满意。针灸治疗便秘历史悠久、疗效确切。西医学中的功能性便秘，即属本病范畴，肠易激综合征，肠炎恢复期、直肠及肛门疾病所致之便秘，药物性便秘，内分泌及代谢性疾病所致的便秘，以及肌力减退所致的便秘等，可参照本节辨证论治。

中医认为本病病位在大肠，并与脾胃肺，肝肾密切相关。素体阳盛，过食醇酒厚味或过食辛辣或过服热药，均可致肠胃积热，耗伤津液，肠道干涩失润，粪质干燥，难于排出，形成所谓“热秘”。抑郁恼怒，肝郁气滞；或久坐少动，气机不利，均可导致腑气郁滞，通降失常，传导失职，糟粕内停，而成“气秘”。病后、产后，气血两伤，或年老体弱，气血亏耗，气虚则大肠传导无力，血虚则津亏肠失滋润，而形成“虚秘”。

诊断

1. 实秘：大便干结，腹胀腹痛，面红身热，口干口臭，心烦不安，小便短赤，舌红，苔黄燥，脉滑数为热秘。大便干结，或不甚干结，欲便不得出，或便而不畅，肠鸣矢气，腹中胀痛，胸胁满闷，嗳气频作，饮食减少，舌苔薄腻，脉弦为气秘。大便艰涩，腹痛拘急，胀满拒按，胁下偏痛，手足不温，呃逆呕吐，舌苔白腻，脉弦紧为冷秘。

2. 虚秘：粪质并不干硬，也有便意，但临厕排便困难，需努挣方出，挣得汗出短气，便后乏力，体质虚弱，面白神疲，肢倦懒言，舌淡苔白，脉弱为气虚。大便干结，排出困难，面色无华，心悸气短，健忘，口唇色淡，脉细为血虚。大便或干或不干，皆排出困难，小便清长，面色㿠白，四肢不温，腹中冷痛，得热痛减，腰膝冷痛，舌淡苔白，脉沉迟为阳虚。

验方

治则 调理肠胃，行滞通便。足阳明、手少阳经穴为主。

主穴 天枢、支沟、水道、足三里、上巨虚、大肠俞、次髎、会阳。

配穴 热秘加曲池、内庭；气秘加太冲、中脘；冷秘加关元；气虚加气海、关元、脾虚，血虚加足三里、血海、三阴交；阳虚加神阙、关元。

方义 天枢为大肠募穴，疏通大肠腑气；支沟宣通三焦气机，水道调理肠胃，行滞通腑。上巨虚穴为大肠下合穴，“治腑者，治其合”，有调理肠胃的功用。足三里亦为胃下合穴，为六腑之气，下合于下肢足三阳经的腧穴。大肠俞为大肠的背俞穴，刺之能够疏调肠腑、理气化滞。

操作

1. 针刺：实证针用泻法，虚证针用补法。腹部穴位针刺勿过深，行针手法以捻转为主，忌大幅度提插。其中次髎、会阳取长 75 mm 毫针直刺 2～2.5 寸，并小幅度提插捻转，必要时改变针尖方向，直到患者产生放电样感直至肛门及周围为止。

2. 灸法：虚秘可温针灸治疗，穴取气海、关元穴，1 次/d，每次两壮。

医案

石某，女，33岁，2018年11月28日初诊。

主诉 大便次数减少、排便困难2年余。

现病史 患者2年余前服用抗焦虑抑郁药物后出现大便次数减少，三四日一行，伴大便排出困难，排便时间延长，便后仍有未排尽感，粪质不干硬，自服便通胶囊，效果不佳，伴喉中异物感、胸闷，时有长太息、口干等症状，不喜与人交流。偶有头痛，食欲不佳，睡眠欠安、多梦。

检查 肠镜检查未见明显异常。查体：唇色紫黯，舌质黯红、苔白腻，脉弦细。

诊断 便秘，证属气秘。

治疗 取天枢、中脘、气海、支沟、上巨虚、太冲、次髎、会阳，其中上巨虚、支沟、太冲穴行泻法，余穴平补平泻，留针30 min，次髎、会阳取长75 mm毫针直刺2～2.5寸，并小幅度提插捻转，必要时改变针尖方向，直到患者产生放电样感直至肛门及周围为止，同时嘱患者平时适当增加运动。治疗3次后次日即能自主排便，排便困难程度较前减轻。隔日治疗1次，治疗10次后每周大便次数较前明显好转，大便排出不费劲，便后无不尽感，诸症均有不同程度改善。

按语

便秘是一种消化道系统常见的慢性功能性胃肠疾病，其发病率高，严重者会影响患者的心理健康和生活质量，西医治疗本病易复发，而中医药治疗能改善症状，提高生活质量。张奕主任认为便秘的病位在大肠，由大肠传导失常，气机不畅，糟粕内停导致，同时与肺、脾、胃、肝、肾等脏腑的功能失调有关。《素问·标本病传论篇》曰："小大不利，治其标，小大利，治其本。"治疗本病重在以祛邪为要，同时兼顾正气，寓治于防。大便不利需先通便导滞，但尤要注意究其原因辨证治疗，标本兼治，避免误治后损伤正气延误病情，或余邪复生。同时也注重对患者的日常生活调护做出指导，重视整体观念，未病先防，治病求本，标本兼治。

七 肠易激综合征

肠易激综合征(IBS)是指持续或间歇发作,而没有肠道结构或生化异常的肠道功能紊乱性疾病。主要表现为腹痛、腹胀、腹泻、便秘等症状,且无肠道器质性改变的慢性病,腹痛发作与排便习惯的改变相关。该病常常反复发作,受环境、饮食、情绪等影响,中青年是高发人群,严重影响其生活和工作。现代医学治疗肠易激综合征缺乏特异性药物,虽然短期内可改善症状,但是远期疗效欠佳、易复发。针刺是中医学的重要组成部分,临床研究发现其治疗肠易激综合征可以缓解症状,且疗效确切、耗费低、无副作用。IBS-D归属于中医学“泄泻”“腹痛”范畴。

中医认为,肝郁脾虚是导致肠易激综合征发生的重要病机,脾肾阳虚、虚实夹杂是导致疾病迁延难愈的关键因素。诸多原因导致脾失健运,运化失司,形成水湿、湿热、痰瘀、食积等病理产物,阻滞气机,导致肠道功能紊乱;肝失疏泄,横逆犯脾,脾气不升则泄泻;若腑气通降不利则腹痛、腹胀;肠腑传导失司则便秘;病久则脾肾阳虚,虚实夹杂。此病初期,多为肝气郁结,失于疏泄,肝气横逆乘脾;继则脾失健运,湿从中生;脾虚日久而致脾阳不足,继则肾阳受累。所以此病以湿为中心,以肝气郁结而贯穿始终,气机失调为标,而脾肾阳虚为本。

诊断

1. **肝郁脾虚证:**腹痛即泻,泻后痛减;急躁易怒,两胁胀满,纳呆，身倦乏力。舌淡胖，也可有齿痕，苔薄白；脉弦细。

2. 脾虚湿盛证：大便溏泻，腹痛隐隐，劳累或受凉后发作或加重，神疲倦怠，纳呆舌淡，边可有齿痕，苔白腻；脉虚弱。

3. 脾肾阳虚证：腹痛即泻，多晨起时发作，腹部冷痛，得温痛减。腰膝酸软，不思饮食，形寒肢冷。舌淡胖，苔白滑，脉沉细。

4 脾胃湿热证：腹中隐痛，泻下急迫或不爽，大便臭秽。脘闷不舒，口干不欲饮，或口苦，或口臭，肛门灼热。舌红，苔黄腻；脉濡数或滑数。

验方

治则 疏肝解郁，健脾和胃，升清降浊。足阳明、足太阴、手阳明经穴为主。

主穴 中脘、天枢、足三里、上巨虚、三阴交、大肠俞、合谷。肝郁脾虚证加太冲、印堂穴、内关；脾虚湿盛证加丰隆、脾俞，脾胃湿热证加阴陵泉、曲池；脾肾阳虚证加关元、肾俞、脾俞。

方义 天枢为大肠募穴，上巨虚为大肠下合穴，募穴是脏腑之气汇聚之处，下合穴通于腑气，两穴可调节肠胃功能。合谷为大肠原穴，与手太阴相表里，可调肠胃气机，又可驱除邪气，脾经合穴阴陵泉健脾利湿，通利小便而止泻。太冲疏肝解郁。肾俞温肾壮阳。

操作

1. 针刺：实证针用泻法，虚证针用烧山火复式手法。腹部穴位针刺勿过深，行针手法以捻转为主，忌大幅度提插。

2. 灸法：脾肾阳虚可用温针灸治疗，穴取足三里、关元穴，1 次/d，每次两壮。脾虚湿盛证可用艾炷隔盐灸，取适量细盐，放神阙穴，凸出脐上 0.5～1 厘米，盐上放置姜片或蒜片，上放艾炷，每次灸 3～7 壮，每日灸 1～2 次，6 次为一疗程。

医案

王某，男，36岁，2020年5月27日初诊。

主诉　反复腹泻、腹痛2年余。

现病史　患者2年前因工作压力过大，饮食不规律，出现腹痛、腹泻的症状，休息放松时症状缓解。大便质稀溏，日行5～6次不等，诉有里急后重感，无黏液脓血便。平素情绪波动较大，易抑郁，易疲劳，纳可，夜寐差，小便可。舌质红，苔白腻，边有齿痕，脉细。

诊断　①西医诊断：肠易激综合征。②中医诊断：泄泻。辨证分型：肝郁脾虚证。

治疗　治则：疏肝解郁，健脾和胃止泻。取中脘、天枢、足三里、上巨虚、三阴交、脾俞、合谷、太冲、印堂穴，其中太冲行泻法，足三里、脾俞行补法，余穴平补平泻，留针30 min，嘱患者放松心情，辅助心理调节。治疗5次后大便成形。隔日治疗1次，治疗10次后每周大便几乎无水样，日1～2次，诸症均有不同程度改善。

按语

张奕主任认为该病以脾虚为本，以肝郁、湿热、湿阻等为标，后期脾肾阳虚，督脉亏虚。认为早中期针刺合募穴，施以泻法或平补平泻手法。后期配合背俞穴，施以补法，行针时以烧山火复合手法。临症复杂，病情反复，应该分三期辨治，以早期疏肝、中期健脾、后期温肾，同时配合饮食、情志调节，认为三期之间相互兼夹，不应该拘泥于三期，应该具体症状具体分析，真正做到辨证论治。根据患者的症状和病程的长短确定早中后期，而且也应根据针灸的时效性，合理地为患者制定个体化针灸方案。

八 尿潴留

尿潴留是指尿液排出障碍，滞留在膀胱中，它是许多疾病、外伤、手术或麻醉等因素所引起的临床综合征。根据发生的快慢分为急性尿潴留和慢性尿潴留。祖国传统医学将尿潴留归于“癃闭”范畴，其发生原因为手术、创伤导致的元气、气血受损，膀胱气化与肾气失常导致膀胱排尿功能障碍。相关研究表明，中医在治疗术后尿潴留方面存在一定优势，尤其采用针灸治疗时疗效确切，安全性较高且能改善患者膀胱功能。

中医认为，水液的吸收、运行、排泄，有赖于三焦的气化和肺脾肾的通调、转输、蒸化，故癃闭的病位还与三焦、肺脾肾密切相关。上焦之气不化，当责之于肺，肺失其职，则不能通调水道，下输膀胱；中焦之气不化，当责之于脾，脾气虚弱，则不能升清降浊；下焦之气不化，当责之于肾，肾阳亏虚，气不化水，肾阴不足，水府枯竭，均可导致癃闭。肝郁气滞，使三焦气化不利，也会发生癃闭；此外，各种原因引起的尿路阻塞，均可引起癃闭。基本病机可归纳为三焦气化不利，或尿路阻塞，导致肾和膀胱气化失司。

诊断

1. 实证：主症表现为发病急，小便闭塞不通，努责无效，小腹胀急而痛，烦躁口渴，舌质红，苔黄兼见口渴不欲饮，或大便不畅，舌红，苔黄腻，脉数，为湿热内蕴。兼见呼吸急促，咽干咳嗽，舌红苔黄，脉数，为肺热壅盛。兼见多烦善怒，胁腹胀满，舌红苔黄，脉弦，为肝郁气滞。若有外伤或损伤病史，小腹满痛，舌紫暗或有瘀点，脉涩，为外伤血瘀。

2. 虚证：主症表现为发病缓，小便淋漓不爽，排出无力，甚则点滴不通，精神疲惫，舌质淡，脉沉细而弱。兼见气短纳差，大便不坚，小腹坠胀，舌淡苔白，脉细弱，为脾虚气弱。兼见面色㿠白，神气怯弱，腰膝酸软，畏寒乏力，舌淡，苔白，脉沉细无力，为肾气亏虚。

验方

1. 实证

治则　清热利湿，行气活血。以足太阳、足太阴及相应俞募穴为主。

主穴　秩边、三阴交、中极、水道、膀胱俞。

配穴　湿热内蕴者，加阴陵泉。邪热壅肺者，加尺泽、曲池。肝郁气滞者，加太冲、肝俞。瘀血阻滞者，加膈俞、血海。

方义　中极为膀胱募穴，主治泌尿系统疾病；秩边为膀胱经穴，可疏导膀胱气机，水道穴可治疗水湿疾患；三阴交循行于少腹，通达三阴经气，可通利小便，膀胱之背俞穴，俞募相配，促进气化。

操作　毫针泻法，秩边可用芒针直刺2.5～3寸，以针感向会阴部放射为度。针刺中极等下腹部穴位之前，应先叩诊，检查膀胱的膨胀程度，以便决定针刺的方向、角度和深浅。不能直刺者，则向下斜刺或透刺，使针感能到达会阴并引起小腹收缩、抽动为好，每日1～2次。

2. 虚证

治则　温补脾肾，益气启闭。以足太阳经、任脉及相应背俞穴为主。

主穴　秩边、关元、水道、脾俞、三焦俞、肾俞、足三里。

配穴　脾虚气弱者，加气海、百会。肾气亏虚者，加太溪、复溜。

方义 秩边为膀胱经穴，可疏导膀胱气机，通利小便以缓急治标。关元为小肠募穴，培元固本，通利下焦，鼓舞膀胱气化。脾俞、肾俞补益脾肾。三焦俞通调三焦气机，促进膀胱气化功能。

操作

1. 毫针刺法：秩边用泻法，操作同上。其余主穴用毫针补法，每日1～2次。配穴用补法。

2. 灸法：脾肾阳虚者可用温针灸治疗，穴取足三里、关元穴，1次/d，每次两壮。

医案

陈某，男，70岁，2019年12月11日来诊。

主诉 排尿困难2周。

现病史 患者2019年10月年行宫颈癌术后长期导尿，拔出尿管后，排尿困难，排尿时间长，排尿后B超检查有残余尿。为求系统中医治疗前来就诊，患者诉长期乏力，气短纳差，小腹坠胀，舌淡苔白，脉细弱，大便1次/2 d。

诊断 西医诊断：尿潴留。中医诊断：癃闭。辨证为脾虚气弱。

治疗 温补脾气，益气启闭，化气行水。处方：膀胱俞（双）、三焦俞（双）、中极、八髎（双）、百会、关元、足三里，针用补法，30 min/次，1次/d，足三里、关元穴，温针灸1次/d，每次两壮。针刺治疗第5天，患者排尿困难明显减轻，每日均能排出400～600 mL尿液；查体：下腹部膨隆不明显，叩诊浊音界明显缩小。针刺治疗第10天，患者无排尿痛苦，排尿顺畅。医嘱：避风寒，规律生活作息，日常行提肛训练。

按语

张奕主任认为，本病病位在膀胱，与肺、脾、肝、肾密切相关。

其宗不外气血失调，对津液的调控出现障碍而成。俞穴位于腰背部，对应各脏腑；募穴，位于胸腹部。俞穴和募穴均为脏腑之气输注和会聚部位，为调整气血之要穴，张奕主任在辨证基础上，主张应用俞募配穴法治疗本病，效果颇佳。并嘱患者舒缓焦虑情绪，规范个人生活作息和饮食习惯，注重调养身体，激发人体正气。

九　梅尼埃病

梅尼埃病（MD），又称美尼尔综合征，是一种特发性膜迷路积水内耳疾病，可不同程度上影响听力及平衡。典型症状为发作性眩晕、耳鸣及波动性听力丧失。梅尼埃病是耳科的一种常见病，发病年龄高峰为 40～60 岁，无明显性别差异。单耳发病较多见，10％～20％的患者两耳相继受累发病，严重影响患者日常生活。梅尼埃病除了发作期旋转、呕吐、患者难忍的痛苦以外，还可以使迷路、前庭、耳蜗器官损害，造成耳蜗毛细胞死亡和前庭功能丧失，引起耳聋、共济失调等危害性，为不可逆病变，现代医学将无法治愈。另外，中老年患者，多次发作还可影响脑血管调节机能及大脑微循环，从而加重脑供血不足，诱发脑梗死。

以往一般医生只是在眩晕发作期，应用脱水、镇静、止呕药暂时缓解急性症状，间歇期无服药或只限于氟桂利嗪、地芬尼多，普遍感到控制再次发作不理想，即不能有效治疗该病的原发病灶。而研究表明，针刺可改善血管痉挛及呕吐等症状，减少发作的次数及眩晕的严重程度，改善听觉丧失、耳鸣及平衡障碍等症状，防止疾病的进展，从而对本病产生较好治疗作用。

诊断

1. 发作性旋转性眩晕 2 次或 2 次以上，每次持续 20 分钟至数小时。常伴自主神经功能紊乱和平衡障碍。无意识丧失。

2. 波动性听力损失，早期多为低频听力损失，随病情进展听力损失逐渐加重。至少 1 次纯音测听为感音神经性听力损失，可出现听觉重振现象。

3. 伴有耳鸣和（或）耳胀满感。

4. 排除其他疾病引起的眩晕，如良性阵发性位置性眩晕、迷路炎、前庭神经元炎、中毒性眩晕、突发性聋、椎-基底动脉供血不足和颅内占位性病变等。

验方

主穴　风池、百会、翳风、头窍阴、听宫、支沟、内关、中脘、丰隆。

方义　风池、百会、翳风、头窍阴祛风散邪，开窍定眩，头窍阴、翳风配听宫则属局部取穴，聪耳利窍，内关、中脘和胃降逆，支沟、丰隆化痰通络。诸穴配伍则息风化痰，开窍定眩。

操作　患者先取坐位，用 1 寸毫针于两侧风池穴垂直快速进针，针尖向鼻尖方向，得气后于某一固定深度使用平补平泻手法，使针感传向耳区，不留针；然后患者再取仰卧位，分别于百会穴及双侧头窍阴穴用 1 寸毫针，针尖向头部后方，与头皮呈 30°角快速进针，达到一定深度后使用平补平泻的手法，使耳区有酸胀感，双侧听宫穴在嘱患者张口后取穴，用 1 寸毫针垂直入针，得气后使用平补平泻手法，再嘱患者缓慢闭口；双侧翳风、支沟、内关均使用 1 寸毫针于穴位上垂直快速进针，之后缓慢向内纳针，得气后固定某一深度，使用平补平泻手法，使耳区、上肢有酸胀感；中脘穴及双侧丰隆穴用 1.5 寸毫针，使用快速进针法破皮，再缓慢向内纳针，得气后使用平补平泻手法，除风池穴以外其他穴位均留针 30 分钟，每 10 分钟行针 1 次。针刺用毫针均使用 0.25 mm×30 mm 毫针及 0.25 mm×40 mm 毫针，每天治疗 1 次，7 次为 1 个疗程。

医案

刘某，男，54岁，银行职员，2021年10月17日初诊。

主诉 头晕、恶心、呕吐、耳鸣半年余，加重1周。

现病史 患者自诉于就诊前半年无明显诱因出现头晕、恶心、呕吐、耳鸣，头晕呈天旋地转感，不能睁眼，不能活动，呕吐物为胃内容物，常因担心睡觉时发生头晕而失眠，无头痛，无意识丧失，无胸闷气短，无四肢无力，无四肢抽搐，就诊于当地医院，给予输液治疗（具体药物及剂量不详）后，上述症状缓解。患者自诉于就诊前1周上述症状再次出现，自行服用“盐酸氟桂利嗪胶囊”“天麻片”“甲氧氯普胺片”（具体剂量不详），上述症状稍有缓解，患者及家属为进一步诊治，遂来张奕主任门诊就诊，患者自发病以来神志清楚，精神差，饮食睡眠差，大小便正常，近期体重未见明显变化。

查体 查双侧瞳孔等大等圆，对光反射灵敏，听力无异常，外耳道无异常分泌物，自感右耳耳鸣为持续性电流声样，较重，左耳无耳鸣。双侧乳突无压痛，神志清晰，问答切题，牙齿排列整齐，无龋齿无牙周结石，双侧扁桃体不大，无吞咽、呛咳等异常反应，自感口渴但不愿意喝水，稍有烦躁乏力，情绪低落。

诊断 梅尼埃病。

治疗 采用上述验方，每周治疗三次。经治患者病情平稳，眩晕较前明显好转，精神情绪都有所好转，夜间睡眠大为改善。后因颈椎病于门诊治疗，随访眩晕再无发作。

按语

从中医角度来看，梅尼埃病类似古籍关于“眩晕”的记载，“诸风掉眩，皆属于肝”“无虚不作眩”“无痰不作眩”，治疗方案中脾经、胃经腧穴益气健脾，和胃降逆，除湿化痰；肝胆经腧穴疏肝解郁，平上亢之肝阳，调惊恐之情绪；取膀胱经背俞穴，滋水涵木，以制亢阳，诸穴同用，共奏健脾化痰平肝潜阳功效，故眩晕立止。

针灸治疗此病机制，可能与针刺可以改善患者脑部前中后动脉、椎动脉、颈动脉、臂动脉的血流速度、血管腔径、血流量及血管阻力。维持下丘脑垂体数素平衡，从而调节机体自主神经系统、内分泌系统、免疫系统有关。

十 高血压病

高血压是一种以动脉血压持续升高为特征的进行性心血管损害的疾病，是全球人类最常见的慢性病，是心脏病、脑血管病、肾脏病发生和死亡的最主要危险因素。经非同日 3 次测量血压，收缩压≥140 mmHg 和(或)舒张压>90 mmHg，可考虑诊断为高血压。我国人口众多，目前估测的患病人数在 1.6 亿以上，随着人口的老龄化，原发性高血压患病人群也将不断扩大。针灸对于轻度高血压(Ⅰ期、原发性高血压头痛眩晕症状)患者疗效好，但对于高血压(Ⅱ期、Ⅲ期)必须在降压药物应用的基础上，辅助治疗，从而减少长期血压增高导致心、脑、肾和周围血管等靶器官损害和心脑血管事件及其相关死亡。

诊断

1. 临床表现

大多数起病缓慢，缺乏特殊临床表现，导致诊断延迟，仅在测量血压时或发生心、脑、肾等并发症时才被发现。常见症状有头晕、头痛、颈项板紧、疲劳、心悸等，也可出现视力模糊、鼻出血等较重症状，典型的高血压头痛在血压下降后即可消失。高血压患者可以同时合并其他原因的头痛，往往与血压水平无关，例如精神焦虑性头痛、偏头痛、青光眼等。如果突然发生严重头晕与眩晕，要注意可能是脑血管病或者降压过度、直立性低血压。高血压患者还可以出现受累器官的症状，如胸闷、气短、心绞痛、多尿等。另外，有些症状可能是降压药的不良反应所致。

2. 诊断

高血压诊断主要根据诊室测量的血压值。采用经核准的水银柱或电子血压计，测量安静休息坐位时上臂肱动脉部位血压，一般需非同日测量三次血压值收缩压均≥140 mmHg 和(或)舒张压均≥90 mmHg 可诊断高血压。患者既往有高血压史，正在使用降压药物，血压虽然正常，也诊断为高血压。一旦诊断高血压，必须鉴别是原发性还是继发性。

验方

主穴　风池、人迎、曲池、合谷、内关、足三里、丰隆、太冲。

方义　人迎、曲池、合谷、足三里、丰隆穴属阳明多气多血之经，调气活血、燮理中焦、斡旋枢机，风池、内关、太冲穴属少阳、厥阴风木之经，阴阳相得，活血散风，调和肝脾。诸穴相配，活血散风，调和肝脾，升降相宜。

操作　人迎穴直刺 15 mm～20 mm，见针体随动脉搏动而摆动，行小幅度(捻转幅度＜90°)、高频率(＞120 次/min)捻转手法，风池穴针尖方向朝向喉结进针 30 mm，曲池、足三里、丰隆直刺 30 mm，合谷、内关、太冲直刺 20 mm；曲池、太冲施以提插捻转泻法，捻转频率约为 160 转/分，其余穴位采用平补平泻手法，以上穴位以患者有明显酸胀感、但不难受为宜。留针 30 分钟，每天 1 次，连续 4 周。

医案

夏某，女，42 岁，职员，2021 年 6 月 11 日初诊。

主诉　间断性头晕头痛 5 年，加重 1 周。

现病史　患者自诉于入院前 5 年无明显诱因出现间断性头晕头痛，伴视物模糊、黑矇及晕厥，无胸痛、胸闷，无恶心、呕吐等不适症状，血压高达 160/100 mmHg，间断服用卡托普利、利血平、硝苯地平等降压药物治疗，血压控制在 120/89 mmHg 左右，1 周前患者再次出现头晕、头痛等不适症状，不伴胸闷、气短、心悸及恶心等症状，无呕吐物，无胸痛、放射痛，无咳嗽、咳痰等不适症状，自行服用药物，症状可缓解。为求针灸治疗，今至张奕主任门诊就诊。患者自发病以来，精神尚可，食欲尚可，睡眠可，大小便如常，近期体重无明显变化。

查体 脊柱呈生理弯曲，无畸形，无压痛、叩击痛，双肾区无叩击痛，双下肢无水肿，生理反射存在，病理反射未引出。口唇无发绀，听诊双肺呼吸音清，双肺未闻及干湿性啰音，心率 89 次/分，律齐，心音有力，各瓣膜听诊区未闻及病理性杂音，血压 160/100 mmHg。

辅助检查 随机血糖 6.6 mmol/L。生化全项：血清尿酸 500 μmol/L，血清甘油三酯 2.29 mmol/L。心电图示：①窦性心律+异位搏动；②电轴正常；③偶发室上性早搏。血常规、凝血四项、粪便常规检查未见明显异常。

诊断 高血压病Ⅲ级。

治疗 采用上述验方，每周治疗三次。第一次治疗后患者自诉头晕头痛症有所缓解，视物模糊、黑矇及晕厥亦缓解，血压无明显变化。第二次治疗前询问患者上次治疗情况，患者自述主诉症状全无，晨起血压 144/89 mmHg。仍按验方继续治疗，操作同前。三次治疗取穴及操作同第二次治疗，治疗后患者血压 122/74 mmHg。三次治疗后回访患者自述血压控制在 116/68～128/80 mmHg，未服用降压药物。

按语

高血压病是近现代出现的医学名词，在中医学理论系统中缺乏相应的系统论述，多数中医工作者根据其相关中医主症、病变转归及并发症，将其归属为中医“眩晕”“头痛”等中医病症范畴，随着病情的逐步进展，当出现心、脑、肾等靶器官损害时，则将其归属为“心悸”“怔忡”“胸痹”“水肿”“痰饮”及“中风”等病症范畴。此病多与饮食不节、情志失调、内伤虚损、先天禀赋等因素有关，这些因素可导致阴阳失调，升降失司，气血逆乱，从而导致血压升高。随着这种病理状态进一步发展，可影响五脏六腑，出现诸多并发症。

现代医学也认为，高血压病是一个在多种因素作用下而发生的一种包括心血管及其他多种因素在内的综合征，诸如动脉粥样硬化、血管内皮功能异常、左心室肥厚、胰岛素抵抗、糖代谢异常、交感神经及肾素-血管紧张素-醛固酮系统过度激活、肾功能改变及凝血功能异常、肥胖等都和其密切相关。因此，高血压的治疗不再是单纯地降低血压水平，而是将全身心血管疾病作为一个整体来研究。

目前来说，高血压的治疗理念是降低升高的血压，并消除所有相关的危险因素，积极地逆转心血管事件发生发展，从而最大限度降低伤残和死亡率。治疗上则以药物为主，临床上常用的有钙离子拮抗剂、β-受体阻滞剂、血管紧张素转换酶抑制剂、血管紧张素Ⅱ受体拮抗剂、利尿剂五大类，这些药物单用或联合应用虽然有良好的降压效果，但普遍存在不良反应，比如面部潮红、心率增快、脚踝水肿、刺激性咳嗽、电解质紊乱等。由于高血压病理上的复杂性和综合性，临床血压管理必须强调患者个性化治疗，不能仅仅把降低升高的血压作为治疗的目标，还要综合考虑靶器官损害的预防、生活质量的改善。因此，药物治疗存在的依从性、耐药性、不良反应等不可避免的问题便与其最终的治疗目标相冲突。然而，高血压的这种病理综合性和个性化治疗的需求恰好与中国传统医学的整体观念和辨证论治特点相契合，于是很多学者开始把研究的重点转向传统医疗上来，在中药、针灸等方面开展了多项研究并取得显著成果。

针灸作为中国传统医学的重要诊疗手段，在经络理论指导下，可以调虚实、理脏腑而处百病，在治疗高血压病方面也已经取得显著成效，其操作简单、降压效果平稳显著，且具有双向调节、整体改善的作用，安全绿色，吸引了大量的临床工作者进行了临床实践和研究。

十一　心脏神经症

心脏神经症又称心血管神经症，是由于神经功能失调引起的心血管功能紊乱综合征，以心悸、胸痛、气短、失眠、焦虑、精神不振为主要表现，并无器质性心脏病的证据。心脏神经症在临床上多见于中青年人群，尤以20～50岁者多见，女性多于男性，尤其是围绝经期妇女，约占具有心血管症状患者的10%，是临床上常见的心血管疾病之一。本病虽不影响寿命，但可严重影响患者的正常工作和生活质量。心脏神经症属于功能性神经症的一种类型，西医主张心理治疗为主，药物治疗为辅，且对症处理。针灸可通过调整心血管系统的自主神经功能，改善心血管功能紊乱症状，改善心境，降低复发率，改善生活质量，达到控制临床症状而获临床治愈。

诊断

1. 患者有较多心血管功能失调症状，其中以呼吸困难、心悸、胸痛、乏力最为常见，这些症状的出现和加重与活动并无密切的关系，而与精神紧张、情绪不稳定有关，常同时存在神经症（包括自主神经功能紊乱）的表现。

2. 与症状繁多相反，常缺乏有意义的阳性体征。

3. 经全面系统的辅助检查（甲状腺功能、生化、心电图、心脏超声，部分患者经颈椎片、动态心电图、活动平板试验、心得安试验）未发现器质性心脏病及其他疾病的证据。

4. 诊断此病，需排除各种急慢性器质性心脏病；同时要与一些能引起交感神经兴奋的疾病相鉴别，包括代谢性、神经性和呼吸系统疾病。

验方

主穴　天牖、天窗、天鼎、心俞、脾俞、膻中、内关、足三里、丰隆。

方义　颈部“三天穴”均匀分布于胸锁乳突肌后缘，分属手少阳、太阳、阳明三经，与颈部胸锁乳突肌、前中后斜角肌、星状神经节、颈动脉窦等解剖结构关系密切，可以有效调节迷走神经；膻中穴属于任脉，是心包经的经气聚集之处，尤其对心律失常引起的胸闷、心悸、胸痛疗效颇佳；心俞穴是足太阳膀胱经的常用腧穴之一，主治心与神志病变；内关穴属于心包经穴，在《黄帝内经》中就有记载：“手心主之别，名曰内关。系于心包，络心系。”足三里调节免疫力，强身健体防止疾病；丰隆穴、脾俞穴健脾化湿。临床应用颈部“三天穴”配膻中、心俞、脾俞、内关、足三里、丰隆，治疗本病效佳，值得临床推广与应用。

操作　天牖、天窗、天鼎三穴沿胸锁乳突肌后缘缓慢进针直刺15 mm～20 mm，行小幅度（捻转幅度＜90°）、高频率（＞120次/min）捻转手法，以有麻电感放射至头面、心胸、上臂为度；余穴位采用平补平泻手法，以上穴位以患者有明显酸胀感、但不难受为宜。留针30分钟，每天1次，连续4周。

医案

楼某，女，47岁，公务员，2022年5月14日初诊。

主诉　心慌、气短伴自汗半月余。

现病史　患者自诉于就诊前半月余无明显诱因出现心慌、胸闷、气短，伴疲乏、自汗，无意识丧失，无头晕、头痛，无咳嗽、咳痰，无腹痛、腹泻，睡眠质量差，劳累后上述症状加重，遂就诊于某西医医院，给予口服药物治疗(具体药物及剂量不详)，上述症状时轻时重，反复发作。患者及家属为求针灸诊治，遂来张奕主任处就诊，考虑“心脏神经症”。自发病以来，患者神志清楚，精神欠佳，饮食尚可，睡眠差，多梦易醒，小便黄，大便干结，近期体重未见明显变化。

专科检查 心尖搏动在左锁骨中线第四、五肋间隙外 0.5 cm 处，心率 102 次/分，律尚齐，心音有力，各瓣膜听诊区未闻及病理性杂音，无端坐呼吸，下肢未见水肿。

辅助检查 胸部 X 线片：心肺正常。心电图示：心动过速，心律整齐。

诊断 ①中医诊断：心悸(痰火扰心)。②西医诊断：心脏神经症。

治疗 采用上述验方，每周治疗三次。经过治疗患者自述心慌、胸闷、气短、自汗、乏力等不适症状缓解，睡眠质量改善，精神状态好转。上述方法治疗两周后，患者症状消失，随访无复发。

按语

心脏神经症属于中医“心悸”的范畴，是因气血阴阳亏虚，心失所养或痰饮瘀血阻滞，邪扰心神而导致心中悸动，惊恐不安，甚至不能自主为主要表现的病证。其致病因素主要有体虚劳倦、饮食不节、七情所伤、感受外邪、药物中毒等方面。其病位主要在心，与肝、肺、脾、肾四脏功能失调密切相关。其病理性质为本虚标实，本在于气血不足，阴阳亏虚，以致心失所养。标在于气滞、血瘀、痰浊、水饮等，临床表现多虚实夹杂或相互转化。

本病出现的自主神经功能紊乱是主要的病机，针刺穴位可良性调整心脏自主神经活性，在改善影响心功能诸多因素的前提下提高心脏功能。同时，针刺对神经内分泌系统有一定的调节作用，如通过调节 5-羟色胺等，对患者的抑郁有一定的治疗作用；通过促进肾上腺皮质激素的分泌，增强机体的应激和抗病能力。此外，针刺可对中枢神经系统进行调节，协调其兴奋和抑制过程，可治疗本病的失眠、多梦、头痛、头晕等症状，从而有利于本病的康复。

需要注意的是，本病虽不影响人的寿命，但严重患者可长期不能正常生活和工作，一般经过治疗和体育锻炼，必要时给予抗抑郁药、镇静剂等，预后较好。本病与其他神经症一样，存在着容易复发的问题，所以症状缓解后应继续调护。治疗过程中调节情志，心理疏导也非常重要。积极鼓励患者树立信心，保持心情愉快，进行适当的体育锻炼和娱乐活动，有助于本病的康复和痊愈。针灸治疗心脏神经症往往能收到较好的临床疗效，且无不良反应，显示出其整体治疗优势。

十二 面神经炎

面神经炎，是指茎乳突孔内面神经非特异性炎症所导致的周围性面瘫。本病病因和发病机制尚未完全明确。多数患者是在(局部受风寒或上呼吸道感染)后发病，亦在脑神经疾患中多见，这与面神经管是一狭长的骨性管道的解剖结构有关。当岩骨发育异常，面神经管可能更为狭窄，这可能是面神经麻痹发病的内在因素。由于骨性面神经管只能容纳面神经通过，所以面神经一旦缺血水肿就导致面神经受压。病毒感染、自主神经功能不稳等均可导致局部神经营养血管痉挛，神经缺血、水肿出现面肌痉挛。在面神经炎的治疗中，针灸是一种常用的治疗方法，并且它具有明显的疗效。

诊断

1. **病史**：起病急，常有受凉吹风史，或有病毒感染史。

2. **症状**：一侧面部表情肌突然瘫痪、病侧额纹消失，眼裂不能闭合，鼻唇沟变浅，口角下垂，鼓腮，吹口哨时漏气，食物易滞留于病侧齿颊间，可伴病侧舌前2/3味觉丧失、听觉过敏、多泪等。

3. **辅助检查**：脑CT、MRI检查正常。

4. **疾病分期**：①急性期：发病15天以内。②恢复期：发病16天至6个月(发病半月——面肌连带运动出现)。③联动期和痉挛期：发病6个月以上(面肌连带运动出现以后)。

验方

主穴 阳白、颧髎、翳风、地仓、颊车、合谷(双)。

配穴 风池(双)、牵正、太阳、足三里(双)。

方义 局部取穴,翳风、风池属少阳、阳维脉之交会穴,具有祛风通络止痛的作用。地仓、颊车、下关为足阳明胃经之穴,有祛风散邪、通络止痛之功效。取牵正,牵正穴为经外奇穴,其下分布面神经颊支,是治疗面瘫的经验要穴。远道循经取穴,足三里为足阳明胃经之穴,有扶正祛邪的作用。合谷为手阳明经原穴,有"面口合谷收"之称。

操作

1. 毫针:常规消毒后,用 0.25 mm×40 mm 快速刺入诸穴,合谷取双侧,针刺后使针感向掌心放射,风池有沉紧感,后用平补平泻。足三里,取双侧,用补法。

2. 电针:采用电针仪,负极接夹脊穴留针,正极接后溪穴留针,电流量以患者舒适为度,采用连续波,频率 180 次/分。每次 30 分钟,1 周三次,10 次为 1 个疗程。

3. 红外线:照患侧,30 分钟,它具有改善面循环、消除水肿、刺激神经兴奋的作用,使用时注意用棉球或纸巾遮住患侧眼睛。

医案

王某,女,36 岁,公司职员,2021 年 12 月 23 日初诊。

主诉 口眼歪斜 3 天。

现病史 患者 3 天前无明显诱因下出现晨起刷牙洗漱时,发现口角漏水,未注意,2 天前上症加重,发现右侧额纹消失,右眼闭合不全,口角向左侧歪斜,右侧鼻唇沟平坦,露齿困难,鼓腮时漏气,耳后疼痛,就诊于当地神经内科,予甲钴胺片、扎冲十三味丸、泼尼松片等消除神经水肿、活血改善循环、营养神经的药物口服。

为求进一步治疗，今至张奕主任门诊就诊。现患者目前主要表现为右侧额纹消失，右眼闭合不全，口角向左侧歪斜，右侧鼻唇沟消失，露齿困难，鼓腮时漏气。

查体 神清，精神可，右侧额纹消失，闭目露睛，口角左歪，右侧鼻唇沟消失，漱口漏水，鼓腮试验阳性，右耳后突轻压痛，双侧瞳孔等大等圆，对光反射存在，眼球活动正常，听觉、嗅觉正常，双耳道未见疱疹，伸舌居中，无震颤，咽反射存在，四肢肌力5级，肌张力正常，生理反射存在，余病理反射未引出。纳可，二便调，舌苔薄白，脉浮。

诊断 中医诊断为面瘫，风寒阻络证。

治疗 采用上述验方，每周治疗三次。第一针灸以风池（双）、阳白、翳风、地仓、颊车、合谷（双）为主，上述刺法，不施电针，留针30 min，再用红外线等照射右脸；从第三次治疗开始，加电针，采用电针仪，一对负极地仓留针，正极接颊车留针，另外，阳白-太阳，四白-颧髎，电流量以患者舒适为度，采用连续波，频率180次/分，治疗30 min，红外线照射。嘱其治疗期间，避风寒，注意面部保暖，温水洗脸，注意休息，避免辛辣饮食、饮酒。治疗15次后症状基本消失，基本痊愈。

按语

面瘫病属于祖国医学中风中经络范畴，发病多由络脉空虚、外邪乘虚侵袭面部筋脉，经气痹阻，筋脉失养，纵缓不收而发病。《金匮要略·中风历节病脉证并治》云：“浮者血虚，络脉空虚……邪气反缓，正气即急……喎僻不遂。”指出面瘫病可因气血亏虚，头面不得气血濡养所致。《诸病源候论》载：“体虚受风，风入于颊口之筋也。足阳明之筋上夹于口，其筋偏虚，而风因乘之，使其经筋偏急不调，故令口僻也。”《灵枢·卫气失常》谓：“百病变化，浮沉深浅，不可胜穷，各在其处，病间者浅之，甚者深之。”即针刺施术当根据病位深浅及病情的轻重而灵活调整。其中要注意的是，面神经炎初期留针而不用电针，用轻刺激手法通调表浅络脉之气以引邪外出；若患者久病，由于久病耗气伤血，而致气血双亏，也应轻刺激，防止倒错。针刺时动作宜温和，如未出现放射感亦不可施以强烈刺激，以免患者出现晕针、滞针等不良情况。

十三 偏头痛

偏头痛是临床常见的原发性头痛，其特征是发作性、多为偏侧、中重度、搏动样头痛，一般持续 4～72 小时，可伴有恶心、呕吐，光、声刺激或日常活动均可加重头痛，安静环境、休息可缓解头痛。偏头痛的致病因素很多，多起病于儿童和青春期，中青年期达发病高峰，女性多见，男女患者比例为 1∶2～1∶3，该病常有遗传背景。

诊断

1. 无先兆偏头痛诊断标准

(1) 符合 2～4 特征的至少 5 次的发作。

(2) 头痛持续 4～72 小时(未经治疗或治疗无效)。

(3) 至少有下列中的 2 项头痛特征：①单侧性；②搏动性；③中度或重度头痛；④日常活动(如步行或上楼梯)会加重头痛，或头痛时会主动避免此类活动。

(4) 头痛过程中至少伴有下列 1 项：①恶心和(或)呕吐；②畏光和畏声。

(5) 不能归因于其他疾病。

2. 有先兆偏头痛诊断标准

(1) 符合 2～4 特征的至少 2 次的发作。

(2) 至少出现以下一种完全可逆的先兆症状：①视觉症状，包括阳性表现(如闪光、亮点或亮线)和(或)阴性表现(如视野缺损)；

②感觉异常，包括阳性表现（如针刺感）和（或）阴性表现（如麻木）；③言语和（或）语言功能障碍；④运动症状；⑤脑干症状；⑥视网膜症状。

(3) 至少满足以下 2 项：①至少 1 个先兆症状逐渐发展时间≥5 分钟，和（或）至少 2 个先兆症状连续出现；②每个先兆症状持续 5～60 分钟；③至少 1 个先兆症状是单侧的；④头痛伴随先兆发生，或发生在先兆之后，间隔时间少于 60 分钟。

(4) 不能归因于其他疾病，且排除短暂性脑缺血发作。

3. 慢性偏头痛诊断标准

(1) 头痛符合无先兆偏头痛诊断标准中的 2～4 项，且每月发作超过 15 天，持续 3 个月以上。

(2) 不能归因于其他疾病。

验方

主穴　风池、率谷、太阳、合谷、阿是穴。

配穴　太冲、足临泣、天柱、四神聪、百会、外关、翳风、大椎。

方义　百会为诸阳之会，针刺百会穴可以调动一身的气血，调动机体阳气，气行则血行。四神聪为奇穴，是治疗偏头痛的经验穴，针刺可以清利头目，通达气机。角孙是手太阳小肠经、手足少阳三焦经的交会穴，可以调节局部的肌肉组织。翳风可化解颈部痉挛，并且改善枕神经和枕动脉所导致的头痛，对眩晕、耳鸣也有明显效果。风池为足少阳胆穴与阳维之会，针刺可以调节所处经脉气血的流通，调节脏腑经络，平衡阴阳，有着祛风扶正祛邪、清利头目的作用，还可以调节颈上神经，对颅脑内外血管的收缩有着重要的作用，天柱属于手阳明大肠经，不仅可以调节气血还可以除痹、解痉挛、疏通气血。太阳属经外奇穴，可以调节阴阳，疏通气血。率谷属于足少阳胆经，调和气血，平衡阴阳。太冲位于足厥阴肝经，是肝经的原穴，能祛风止痛。大椎可疏通督脉经气。诸穴相配，标本皆治。

操作

1. 毫针：毫针快速刺入诸穴，有沉紧感后进行调气，平补平泻，阿是穴用泄法进行强刺激。

2. 电针：采用某种型号电针仪，取负极接头维穴留针，正极接率谷穴留针，电流量以患者舒适为度，采用连续波，频率180次/分。每次30分钟，1周3次，10次为1个疗程。

医案

李某，女，40岁，初中老师，2022年3月15日初诊。

主诉 头痛1天。

现病史 患者1天前晨起后出现头痛，有偏头痛史，以往每次发作时服止痛药即可缓解。昨夜起又发，右目眶内疼痛，渐至右半侧头部，程度逐渐加重，自行口服止痛药后，症状未明显改善，遂来张奕老师门诊就诊。今患者诉右侧头部搏跳痛，疼痛不可忍，闭目不欲睁开。

查体 神清，精神可，双瞳孔等大等圆，对光反射存在，眼球活动正常，听觉、嗅觉正常，双耳道未见疱疹，伸舌居中无震颤，咽反射存在，四肢肌力肌张力均正常，生理反射存在，病理反射未引出。纳可，眠差，二便调，舌边尖红、苔白，脉弦数。

诊断 偏头痛。

治疗 采用上述验方，每周治疗三次。第一次针灸风池、风府、头维、率谷、太阳、太冲、合谷、阿是穴，电针接头维-率谷，阿是穴-阿是穴，电流量以患者舒适为度，采用连续波，频率180次/分，治疗结束，痛已减半。复诊；诸穴均留针30 min，出针后痛止大半，其后未再加重，一周3次，治疗10次，诸症全消。本方的关键是阿是穴的针刺操作手法和电针配对穴位。针刺时动作宜温和，如未出现放射感亦不可施以强烈刺激，防止出现晕针的情况。

按语

该病在中医归于“头风”范畴,也叫“脑风”,本病的最早记载出自《周礼·天官》,其中提到“春时有痟首疾”,就是头痛,瘀阻脑络型偏头痛是临床上最常见的偏头痛类型,头痛是以患者自觉头部疼痛为主症的病证,可见于临床各科急慢性疾病。头痛的发生常与感风邪,以及情志、饮食、体虚久病等因素有关。本病病位在头,与手、足三阳经和足厥阴经、督脉相关。基本病机是气血失和、经络不通或脑窍失养。

西医学认为,头痛分为原发性和继发性两大类,原发性头痛包括偏头痛、紧张性头痛和丛集性头痛等,又称功能性头痛;继发性头痛是由于其他疾病所引起,如感染、高血压病或颅内瘤导致的颅内压升高,头部外伤等所致的头痛。

针刺不仅具有调和阴阳,扶正祛邪的作用,还有行气止痛、活血止痛的功效,在临床得到了广泛的宣传和应用,同时具备绿色安全,无不良反应的特点。

十四 紧张性头痛

紧张性头痛又称肌收缩性头痛，是一种日常生活中最为常见的原发性头痛。紧张性头痛患者约占头痛患者的 70%～80%，表现为头部的紧束、受压或钝痛感，更加典型的是具有束带感。紧张性头痛是由于头部与颈部肌肉持久收缩所致，而引起这种收缩的原因有三。

1. 精神因素。紧张性头痛是焦虑、忧郁伴随精神紧张的结果；日常生活中，我们面临着来自工作环境、人际关系、社会竞争、婚姻家庭及生活琐事等方方面面的压力，这些都容易导致我们患有焦虑症和忧郁症状。

2. 继发症状。作为其他原因引起的头痛或身体其他部位疼痛的一种继发症状。

3. 姿势不良。由于头、颈、肩胛带姿势不良所引起。人体靠颈部的肌肉来支撑头部的重量和动作，当面临精神压力或姿势不良，颈部、肩部和背部的肌肉会过度紧张，使头部周边肌肉也开始紧张。

针灸治疗紧张性头痛具有不良反应小、治疗费用相对经济、疗效明显等，且安全，不良影响小，在临床治疗中疗效显著。

诊断

1. 偶发性紧张型头痛

(1) 符合(2)～(4)特征的至少 10 次发作；平均每月发作<1

天;每年发作<12 天。

(2) 头痛持续 30 分钟至 7 天。

(3) 至少有下列中的 2 项头痛特征:①双侧头痛;②性质为压迫感或紧箍样(非搏动样);③轻度或中度头痛;④日常活动(如步行或上楼梯)不会加重头痛。

(4) 符合下列 2 项:①无恶心和呕吐;②无畏光、畏声,或仅有其一。

(5) 不能归因于 ICHD－3 的其他诊断。

根据触诊颅周肌肉是否有压痛,可分为伴颅周压痛的偶发性紧张型头痛、不伴颅周压痛的偶发性紧张型头痛两类。

2. 频发性紧张型头痛

(1) 符合(2)～(4)特征的至少 10 次的发作;平均每月发作≥1 天且<15 天,至少 3 个月;每年发作≥12 天且<180 天。

(2) 头痛持续 30 分钟至 7 天。

(3) 至少有下列中的 2 项头痛特征:①双侧头痛;②性质为压迫感或紧箍样(非搏动样);③轻度或中度头痛;④日常活动(如步行或上楼梯)不会加重头痛。

(4) 符合下列 2 项:①无恶心和呕吐;②无畏光、畏声,或仅有其一。

(5) 不能归因于 ICHD－3 的其他诊断。

根据触诊颅周肌肉是否有压痛,可分为伴颅周压痛的频发性紧张型头痛、不伴颅周压痛的频发性紧张型头痛两类。

3. 慢性紧张型头痛

(1) 符合(2)～(4)特征;平均每月发作≥15 天,3 个月以上;每年发作≥180 天。

(2) 头痛持续数小时或数天或持续不断。

(3) 至少有下列中的 2 项头痛特征:①双侧头痛;②性质为压迫感或紧箍样(非搏动样);③轻度或中度头痛;④日常活动(如步行或上楼梯)不会加重头痛。

(4) 符合下列 2 项:①无畏光、畏声及轻度恶心症状,或仅有其一；②无中-重度恶心和呕吐。

(5) 不能归因于其他疾病。

根据触诊颅周肌肉是否有压痛，可分为伴颅周压痛的慢性紧张型头痛、不伴颅周压痛的慢性紧张型头痛两类。

4. 很可能的紧张型头痛

1) 很可能的偶发性紧张型头痛

(1) 偶发性紧张型头痛诊断标准中(2)～(4)特征仅一项不满足。

(2) 发作不符合无先兆偏头痛诊断标准。

(3) 不能归因于其他疾病。

2) 很可能的频发性紧张型头痛

(1) 频发性紧张型头痛诊断标准中(2)～(4)特征仅一项不满足。

(2) 发作不符合无先兆偏头痛诊断标准。

(3) 不能归因于其他疾病。

3) 很可能的慢性紧张型头痛

(1) 头痛平均每月发作≥15 天，3 个月以上；每年发作≥180 天，且符合慢性紧张型头痛诊断标准的(2)、(3)项。

(2) 无畏光、畏声及轻度恶心症状，或仅有其一。

(3) 不能归因于 ICHD－3 的其他诊断，但药物过量者符合药物过量性头痛任一亚型的诊断标准。

验方

主穴 风池(双)、率谷、合谷(双)、颈夹脊。

配穴 丝竹空、外关、内庭、太冲、攒竹、阿是穴。

方义 百会为督脉穴，足太阳膀胱经与督脉交会于此，攒竹为足太阳膀胱经穴位，风池、率谷为足少阳胆经穴位，丝竹空、外关为手少阳三焦经穴位，内庭为足阳明胃经荥穴，太冲为足厥阴肝经原穴，合谷为手阳明大肠经原穴，太冲、合谷合用为四关穴，有良好的止痛作用；丝竹空与率谷两穴为局部取穴，有疏肝通络止痛的功效，为治疗偏头痛的要穴。

操作

1. 毫针：用 0.25 mm×40 mm 毫针刺入，有沉紧感后进行调气，平补平泻，阿是穴可给予泻法，强刺激。

2. 电针：采用某种型号电针仪，正负极接风池穴留针，电流量以患者舒适为度，采用连续波，频率 180 次/分。每次 30 分钟，1 周 3 次，10 次为 1 个疗程。

医案

张某，男，42 岁，2022 年 12 月 15 日初诊。

主诉　头痛 1 年，加重 3 天。

现病史　患者诉 1 年来反复头痛，1 天前伏案工作后出现枕部及头部疼痛，伴颈部僵硬，痛甚不可忍，夜不能寐，余无殊。今至张奕主任门诊就诊。现患者主要表现为时症见：头痛剧烈，痛胀且晕，有重压感，双侧性或位置不固定，心烦易怒，纳可，眠差，舌红苔少，脉弦细。

查体　颈部肌肉稍僵硬，风池穴压痛(＋)，枕部可扪及明显压痛点，牵拉试验(－)。

辅助检查　颈椎 MR 提示：生理曲度变直，C3/4、C4/5、C5/6 椎间盘轻度突出。

诊断　1. 紧张性头痛，肝郁气滞型；2. 颈椎病。

治疗　采用上述验方，每周治疗 3 次。第一针灸以颈夹脊、风池、率谷、合谷、内庭、太冲为主，加上阿是穴，施以泻法，上述刺法，加施电针，结束治疗后，患者即诉疼痛舒缓。从第二次治疗开始，治疗同上，嘱其治疗期间，避风寒，注意休息，避免情绪过激、焦虑，纠正头、颈部不良姿势，加强颈部肌肉的锻炼。治疗 10 次后基本痊愈。

按语

《金匮要略》中提到："东风生于春，病在肝，俞在颈项……故春气者，病在头。"中医学认为，头为"清阳之府""诸阳之会"，又为髓海所在，五脏六腑、十二经脉之气血皆上于头，故凡六淫之邪外袭，抑阻清阳或脏腑阴阳失调，气血逆乱，皆可致清窍被扰或失于濡养而发为疼痛，尤以风邪上扰所致之"头风"为多见。

十五 三叉神经痛

三叉神经痛是一种以针刺样、闪电样、反复发作的剧痛为特征的综合征。通常为单侧发病，位于三叉神经的一个或多个分布区域。疼痛性质为单侧面部阵发性的剧烈刺痛，中间有完全不痛的间歇期。这种特点有助于将其与其他面部疼痛进行鉴别。

诊断

1. 临床症状、体征

(1) 疼痛的部位：严格地限于三叉神经的一支或几支分布区的面部(包括外耳道前壁、口腔内)，右侧多于左侧，占60%左右，双侧疼痛约8%。疼痛多见于第三支，约占40%，第二、三支同时发病者最多，约占50%，第一支发病较少，约占5%。

(2) 疼痛的程度：极为剧烈，疼痛发作时表情异常痛苦，患者常用手猛搓面部，以至于皮肤肿胀、破损，眉毛、胡子被搓光；有的频频呼喊；也有的用头部猛烈撞墙或在地上打滚；还有的患者表现为保持原来姿势，不敢动弹；个别患者平卧后发作即停止。

(3) 疼痛发作前常无预兆，说来就来，说走就走，为骤然发生的闪电式、短暂而剧烈的疼痛，每次发作时间由数秒钟至一二分钟而骤然停止，多数患者发作日趋频繁，疼痛停止后患者即与正常人一样。

(4) 三叉神经痛疼痛的性质多种多样，呈闪电式、浅表而尖锐的剧痛，可呈撕裂样、电灼样、刀割样或针刺样等，让患者感到痛不欲生。

2. 辅助检查

口腔科牙片检查，以便查看有无龋齿、义齿等，排除牙痛等病变，牙痛和三叉神经痛有些类似；核磁检查：血管断层成像(MRTA)在三叉神经痛病因学诊断中也有重要意义，可明确是否有血管压迫，辨认责任血管的走行。

验方

主穴 四白、下关、地仓、合谷(健侧)、太冲、内庭。

配穴 太溪、三阴交、攒竹、阳白。

方义 四白、下关、地仓疏通面部经络；合谷、太冲分属手阳明、足厥阴经，两经均循行于面部，两穴相配为"开四关"，可祛风通络止痛；内庭疏通阳明经气血，太溪滋水涵木。

操作 面部诸穴可透刺，但刺激强度不宜过大。针刺时宜先取远端穴，可用重刺激，局部穴位在急性发作期宜轻刺。常规消毒后，用 0.25 mm×40 mm 毫针刺入，有沉紧感后用毫针泻法，脸部穴位手法不宜过重。远端局部取穴，平补平泻，每次 30 分钟，1 周 3 次，10 次为 1 个疗程。

医案

顾某，男，50 岁，工人，2022 年 12 月 15 日初诊。

主诉 右侧面部疼痛 2 月余。

现病史 患者 2 年前无明显诱因的情况下出现右侧面部疼痛症状，以上颌疼痛为主，就诊于当地医院，诊断为三叉神经痛，予口服营养神经、活血止痛药(具体不详)后，症状未明显改善，后就诊于当地医院，封闭治疗，症状消失。2 年来，症状反复，2 月前，上症复发，封闭治疗，疗效不佳。为求进一步治疗，今至张奕主任门诊就诊。现患者主要表现为三叉神经上颌支及眼支疼痛为主，咀嚼时症状明显，每次疼痛持续的时间为 1～2 s，每天疼痛出现的次数为 20 多次，右侧鼻翼外侧及颧部明显，纳可，二便调，夜寐安，舌质淡红，舌苔薄白，脉沉弦。

诊断　中医诊断为：面痛病，风寒外袭证。

治疗　采用上述验方，每周治疗三次。第一次针灸以四白、下关、地仓、合谷(健侧)、太冲、内庭、太溪、三阴交，上述刺法，不施电针，红外线照射，30 min 结束治疗后，患者即诉疼痛舒缓。从第二次治疗，方法同上。嘱其治疗期间，避风寒，充足睡眠，注意休息，规律饮食，避免触发扳机，忌食生冷辛辣刺激性食物，避免情绪过激、精神紧张。避风寒，注意休息，针后配合使用红外线照射，效果更佳。

15 次后基本痊愈。本方的关键是脸部手法动作宜温和。针刺远端穴位时，可加强刺激。如针刺时患者出现不适，停止操作，以免患者出现晕针、滞针等不良情况。

按语

三叉神经痛，中医称面痛，是指三叉神经分布区内反复发作的阵发性、短暂剧烈性疼痛。病程短则数月，长则数年。中医学将此疾归之于面游风、偏头风范畴。阳明诸经之火上炎所致。遂立亟煞其势，以愈此患。又《素问・通评虚实论篇》言："头痛耳鸣，九窍不利，肠胃之所生也。""邪气盛则实，精气夺则虚。"患者舌苔、口气、疼痛部位，全为"气有余便是火""火性炎上"所致，而情志抑郁、胃肠积滞欠畅实为此患阵发之源。

十六　面肌痉挛

面肌痉挛是一种无痛性、间歇性、不自主、无规律的同侧面神经所支配范围内的肌肉强直或阵挛发作，发病早期多为眼轮匝肌间歇性抽搐，后逐渐扩散至一侧面部其他肌肉，紧张、激动时抽搐加剧，平静、入睡后停止，两侧面肌均有抽搐者甚少见……，是临床的一种常见病、多发病，虽不至于对患者构成生命危险，但给患者带来不适、社交尴尬，生存质量受损。

诊断

1. 病史：一侧面部肌肉间断性不自主阵挛性抽动或无痛性强直，发病早期多为眼轮匝肌间歇性抽搐，后逐渐缓慢扩散至一侧面部其他面肌，以口角肌肉抽搐最为明显，严重时可累及同侧颈阔肌。

2. 临床症状、体征：紧张、疲倦、自主运动时抽搐加剧，入睡后停止，两侧面肌均有抽搐者甚少见。少数患者病程晚期可伴患侧面肌轻度瘫痪。

3. 特殊检查：一侧面部肌肉间断性不自主阵挛性抽动或无痛性强直，神经系统检查无其他阳性体征。

验方

主穴　风池双、完骨、天柱、太阳、头维、神庭。

配穴　印堂、百会、翳风、合谷(双)。

方义　针刺风池、完骨、天柱、太阳、头维、神庭、印堂可以调神，可醒脑开窍、息风通络、活血通经。百会居于巅顶，为补阳调神之要穴，应“阳气者，精则养神，柔则养筋”之义，可加强“脑神”的调控作用，脑为元神之府，主持五神，以调节阴阳，四肢百骸之用。翳风穴为手少阳三焦经与足少阳胆经之交会穴，常用于治头面五官疾患，穴下有丰富的神经血管，深部正对面神经干出茎乳孔处及颈动脉鞘，可改善局部神经调节、血管营养及淋巴循环等作用。与“小醒脑”合用，息风止痉之力更佳。本病属经筋病，病位较浅，故局部腧穴浅刺，具有疏散表邪、调和营卫之功，可使气血调和，筋肉得以充养。“面口合谷收”，合谷穴是手阳明大肠经脉的原穴，擅治口面部之证，取合谷穴。

操作　用 0.25 mm×40 mm 的毫针针刺穴位，风池穴向对侧眼球方向直刺 1 寸，完骨、天柱及翳风穴均直刺 0.8 寸；太阳斜刺 0.8 寸，头维穴沿皮向后平刺进针 1 寸，采用平补平泻的手法，红外线照射患侧，每周 3 次，10 次 1 疗程。

医案

金某，女，42 岁，已婚，工人，2022 年 10 月 18 日初诊。

主诉　左侧面部抽搐半年，加重 1 周。

现病史　患者于半年前因劳累后出现左侧下眼睑颤动，间断发作，疲劳、紧张时加重，休息可缓解，逐渐发展至左侧面颊部、嘴角时有抽动，未予重视。1 周前，因熬夜后抽搐频繁，左侧面颊部、嘴角时有抽动，每日发作 10～20 次，每次抽动 5～10 min，纳可，夜寐少，多梦，二便调。舌质淡，苔薄白，脉弦细。遂就诊于本院针灸科。

查体　双侧眼球运动正常，无视力障碍，无视野缺损，无视盘异常，无复视，角膜反射灵敏，闭眼及对光反射正常，左侧眼睑及面部阵发性不自主抽动，右侧未见异常。双侧面部浅感觉未及异常，肌肉运动正常，四肢肌力正常，肌张力、共济运动均无异常，生理反射存在，病理反射未引出。辅助检查：颅脑 CT(—)。

治疗 采用上述验方，选用 0.25 mm×40 mm 的毫针，风池穴向对侧眼球方向直刺 1.0 寸，完骨、天柱及翳风穴均直刺 0.8 寸；太阳穴斜刺 0.8 寸，头维穴沿皮向后平刺进针 1.0 寸，再加上左侧脸部四白、颧髎、颊车、地仓，采用平补平泻的手法，红外线照射患侧，每周 3 次，患者治疗 3 次症状改善，治疗 10 次症状明显改善。本方手法注意，面部穴位不宜过强。手法轻柔。

按语

面肌痉挛是一种好发于中老年人的颅脑神经疾病，女性多见。原发性面肌痉挛的诊断并不复杂，主要通过临床症状诊断，多为一侧面部肌肉无规律、无痛性、渐进性不自主抽搐，精神紧张、焦虑、心理压力及疲劳等可诱发或加重，闭眼、鼓腮等面部肌肉运动时亦可诱发，严重时睡眠和麻醉状态下亦可发作。典型发作者常从眼轮匝肌开始，逐渐向下累及面颊、口角肌群及颈阔肌；非典型发作者可以口周肌肉为初发位置，而后由下向上逐渐累及半侧面部肌肉。

现代医学对面肌痉挛的发病机制存在不同学说，“短路”学说认为面神经出脑干区无髓鞘，暴露的轴突间形成跨越突触传递而产生异位冲动；“核性”学说认为面神经出脑干区受血管压迫而产生逆向冲动，从而“点燃”面神经核团；交感神经桥接学说认为脑血管对面神经长期反复的搏动性机械压迫导致面神经脱髓鞘及血管壁上的交感神经外膜破损，使面神经纤维裸露，与血管壁表面密布的网状交感神经纤维直接接触。

中医学认为本病属于“面风”“筋惕肉瞤”等病证范畴，多责之风与虚。本患者素体肝血不足、气郁不舒，因劳累引发肝风内动上侵头面，血不养筋，发为痉挛抽搐。舌质淡，苔薄白，脉弦细。为肝风上扬。四诊合参诊断为面风。

十七 失眠

失眠，中医称“不寐”，以经常性不能获得正常睡眠为主要特征，是中医神志病中常见的一种病证。不寐病名出自《难经·第四十六难》，中医古籍中亦有“不得卧”“不得眠”“目不瞑”“不眠”“少寐”等名称。临证轻者入寐困难，时寐时醒，醒后不能再寐，或寐而不酣；重者可彻夜不寐。人体正常睡眠乃阴阳之气自然而有规律地转化结果，这种规律如果被破坏，就可导致不寐症。其病因、病机主要有虚实两方面，实者为七情内伤、肝失条达、饮食失节、痰热上扰；虚者为心肾不交、水火不济、劳倦过度、心脾两虚。

诊断

1. 病史：有睡眠障碍的主诉，且至少持续一个月。睡眠障碍应该是每晚发生的，并且对工作和日常生活产生明显负面影响。

2. 临床症状、体征：主要症状是入睡困难（需要半小时或更长时间才能入睡）、睡眠不深或易醒，并且早晨醒来后难以再次入睡，或者提前醒来无法重新入睡。

3. 特殊检查：在诊断失眠的过程中，医生还需排除其他可能引起失眠的疾病，如抑郁症、焦虑症、绝经期综合征、甲状腺功能亢进等。

4. 辅助检查：如果需要进一步明确失眠原因，则可以考虑进行一些辅助检查。例如，可以通过多项睡眠检查来评估患者的睡眠质量和睡眠模式，包括多导睡眠电图、脑电图（EEG）和心电图

(ECG)等。此外,还可以对患者进行神经心理学测试,以评估其情感和认知状态,确定是否存在焦虑、抑郁等潜在因素。

验方

主穴 太阳、印堂、百会、内关、神门、三阴交、太冲、失眠。

配穴 心俞、肝俞、太溪、涌泉。

操作 选用0.25 mm×40 mm的毫针,斜刺太阳、心俞、肝俞,平刺印堂、百会,直刺内关、神门、三阴交、太冲、失眠、太溪,针刺诸穴,针刺后无疼痛不适,微酸胀麻木为宜,平补平泻,留针30 min,一周3次,10次一疗程。

医案

李某,男,32岁,职员。

主诉 睡眠障碍半年。

现病史 患者半年前由于长期工作压力大、饮食不规律等原因出现睡眠障碍、食欲减退,曾自行服用中成药、泡脚等,未明显改善。患者精神紧张,情绪波动大,经常感到疲劳和乏力。查体未见明显异常。

诊断 不寐。

治疗 选用上述经验方,用0.25 mm×40 mm的毫针。斜刺太阳、心俞、肝俞,平刺印堂、百会,直刺内关、神门、三阴交、太冲、失眠、太溪,针刺诸穴,针刺后无疼痛不适,微酸胀麻木为宜,平补平泻,留针30 min,1周3次,10次一疗程。并嘱患者多休息,规律生活起居,放松心情。

十八 抑郁症

抑郁症是指因多种因素引发的情绪障碍，以悲观、消极、愁闷等为主要表现。中医认为，抑郁症是由于情志失调、气血运行不畅、脏腑失调等引起的。该病时常发生在中青年人群中，严重影响患者的身心健康和社交生活。

诊断

1. 病史:长期感到心情低落，失去兴趣爱好；情绪波动大，易怒烦躁或沮丧萎靡，甚至产生自杀念头。

2. 临床症状、体征:主要表现为持续性的心情低落，或精神抑郁；活动能力丧失，食欲减退，易疲劳；失眠或过度睡眠，记忆力下降。

3. 辅助检查:精神科医生通过面谈和问卷的方式进行诊断。

验方

主穴 百会、印堂、心俞、肝俞、足三里。

配穴 太冲、内关、涌泉。

方义 选穴疏通经气，调和脏腑气血；针刺太冲、内关等穴位可起到宁心安神、升阳固本的作用。配合针刺涌泉来达到利水消肿、疏通经脉的作用。

操作 采用0.25 mm×40 mm的毫针，于心俞、肝俞、百会三穴分别取穴，以泻法为主，快速刺入皮下，控制插针深度，使患者感觉舒适，针刺后留针 30 min 左右，每周治疗 3 次，10 次一疗程。

医案

张某，女，40 岁，家庭主妇。

主诉 情绪低落 1 月。

现病史 患者因家中矛盾出现颈部不适、失眠、情绪低落、不思饮食等症状 1 月，每日情绪低落，想哭，食欲减退，经常失眠。

治疗 采用上述验方，每周治疗 3 次。第一次针灸取心俞、肝俞、百会为主，配合内关、太冲、颈夹脊等穴位。留针 30 分钟。并嘱患者保持良好心情，适当运动，养成良好的起居习惯，复诊，上方续治，每周治疗 3 次，10 次为 1 个疗程。治疗 3 次，症状好转，坚持治疗 3 个疗程，症状基本消失。

按语

随着生活工作压力增加，抑郁症患者明显增加。针灸治疗抑郁症目前临床运用较多，疗效显著。本方针刺心俞、肝俞、百会，选择疏通经气，调和脏腑气血；涌泉、太冲、内关等穴位，可起到宁心安神、升阳固本的作用。

十九 帕金森病

帕金森病(PD),是一种常发于中老年人的神经退行性疾病,因缺少黑质多巴胺和相关的黑质纹状体神经元而引起。帕金森已成为继心脑血管和老年痴呆后威胁中老年人身心健康的第三大疾病。即便医学技术的不断发展,帕金森仍不能够完全治愈,并且随着年龄增长,患者自理能力逐渐降低。

诊断

1. 病史:无明显诱因渐进性出现行动迟缓,随后相继出现肢体静止性震颤、四肢强直,活动障碍。

2. 临床症状、体征:患者有明显的运动减少,并且具备以下症状中的最少一项内容,如静止性震颤、肌强直、姿势平衡障碍等。

3. 体格检查:在帕金森的前驱期或临床前期,部分患者可出现焦虑、抑郁、嗅觉丧失、快速眼动睡眠行为障碍、自主神经障碍和认知功能下降等非运动症状,对非运动症状进行监测可以及早识别 PD 高危人群。近年来,通过对 PD 患者的非运动症状、遗传基因、脑脊液标志物、血清学标志物等进行标准化筛查,并联合影像学检查,有助于临床医师早期识别与有典型症状,有 3 个及以上的支持诊断症状。

验方

主穴 百会、合谷、太冲、血海、梁丘。

配穴 丰隆、阴陵泉、足三里、太溪。

方义 帕金森病肢体僵硬，肌张力增高等锥体外系症状为阴急阳缓，阴阳失衡的表现，“少阳解痉”，故下肢少阳经施提插补法排刺，以扶其缓，三阴交施泻法以抑其急，最终实现阴阳的相对平衡，拮抗下肢肌张力增高。病理性质总属本虚标实。针刺取穴上不仅应注重调补阴阳，固本培元，也应配合辨证选穴，滋补肝肾、荣筋熄风，兼以祛痰逐瘀。督脉为“阳脉之海”，总督一身阳气，上行入脑，百会所属督脉，别名“三阳五络”，与诸经交汇；阳明经为多气多血之经，合谷为手阳明经原穴，刺之可行气血，通经络，太冲乃肝经原穴，刺之可平肝息风止痉。二穴相配，合谷为阳经之原穴，太冲为阴经之原穴，基于调和阴阳之理开“四关”，使气血和顺，五脏安定，以达镇痉之效。针刺血海以活血祛风，化瘀行滞，以改善震颤、僵硬症状；梁丘为足阳明胃经郄穴，气血汇聚之处，刺之可疏通气血；丰隆为胃经络穴，配合阴陵泉健脾祛湿化痰；足三里为胃经下合穴及合穴，《灵枢·九针十二原》：“阴有阳疾者，取之下陵三里”，刺之具有升降气机、通腑化痰、健脾和胃之效，主虚劳诸证，为强壮保健要穴；太溪为足少阴经原穴，针刺以滋补肝肾、熄风止颤。

操作 用 0.25 mm×40 mm 毫针，针刺百会、合谷、太冲、血海、梁丘、丰隆、阴陵泉、足三里、太溪，针刺后平补平法，留针 30 分针，10 次一疗程。

医案

李某，女，50 岁，已婚，退休，2022 年 7 月 7 日初诊。

主诉 左侧肢体静止性震颤 3 年，加重 15 天。

现病史 患者 3 年前无明显诱因下渐进性出现行动迟缓，随后相继出现左侧肢体静止性震颤、四肢强直，曾就诊于宁波第一医院，确诊为帕金森病。口服药物后，症状好转，15 天前上症加重，行动迟缓，左侧肢体静止性震颤，持物不稳，头部稍前倾，慌张步态，纳可，眠差，二便可，舌红少苔，脉细弦，为求进一步治疗，今来张奕主任门诊就诊。

查体　神情，精神可，四肢肌力Ⅳ级，肌张力增高，左上肢呈“齿轮样”肌张力增高，病理反射未引出，余无特。

诊断　中医诊断：颤证。

治疗　选用上述经验方，用 0.25 mm×40 mm 毫针，针刺百会、合谷、太冲、血海、梁丘、丰隆、阴陵泉、足三里、太溪，针刺后平补平法，留针 30 min，一周 3 次，10 次一疗程，嘱保持平衡心态、规律生活，避免情绪紧张，均衡饮食。治疗 10 次，症状改善。

按语

帕金森病，属于中医学“颤证”的范畴，《素问・生气通天论篇》云：“阳气者，精则养神，柔则养筋。”阳气是人体一身之根本，“得阳则生，失阳则死”。人体形体官窍、生理机能的功能正常，皆有赖阳气的温煦推动。中老年人阳气日渐亏耗，阴阳失调，则表现为呆板、震颤、僵直等以收引、凝滞和拘挛为表现的阴寒类症状，皆为形体不足、寒凝筋急之象。舌红、苔少、脉细弦为阳气不足瘀滞之象。四诊合参，证属阴阳失调，筋脉失养。病理性质总属本虚标实。

二十 糖尿病周围神经病变

糖尿病周围神经病变(DSPN)是指在排除其他原因的情况下,糖尿病患者出现周围神经功能障碍相关的症状或体征。它是糖尿病最常见的慢性并发症之一。它隐匿性强,超过50%的患者没有临床症状,其病理程度与症状出现及其严重性往往不一致,是足部溃疡、坏疽,以致截肢的高危因素。因此,早期诊断和治疗对改善患者生活质量和减少死亡具有重要意义。主要分为6种类型,即远端对称性多发性神经病变、近端运动神经病变、局灶性单神经病变(或称为单神经病变)、非对称性的多发局灶性神经病变、多发神经根病变和心脏自主神经病变。

诊断

1. **病史:**有糖尿病病史或诊断糖尿病的证据。出现四肢感觉、活动异常。

2. **临床症状:**麻、凉、痛等四肢感觉及活动异常。

3. **特殊检查:**一般包括踝反射、震动觉、压力觉、针刺痛觉和温度觉5种检查,每种检查体现不同神经纤维的病变。神经系统体格检查是临床中最常用的DSPN的筛查和诊断方法。

4. **辅助检查:**多数患者根据症状和体征即可做出诊断,但对于临床特征不典型、诊断不清或怀疑其他病因进行鉴别诊断时。需要进行电生理检查及神经纤维受损的客观检查以确定DSPN的诊断。这些检查可以明确神经纤维受损,是确诊DSPN的依据,并帮助判断其类型及严重程度；对于无症状的糖尿病患者，有助于发现其亚临床周围神经病变。

验方

主穴　八风、八邪、太冲。

配穴　三阴交、足三里、内关。

方义　八风、八邪为经外奇穴，有祛风通络止痛的功效；太冲为肝经原穴，具有行气活血、通络止痛的功效；三阴交为肝、脾、肾三经交会穴，具有补益肝肾、调和气血、通经活络的功效；足三里为足阳明胃经合穴，具有益气养阴、活血通络的功效；内关为八脉交会之穴，具有活血行血的功效。

操作

1. 毫针：选用 0.25 mm×40 mm 的毫针，快速直刺达 0.5～0.8 寸，平补平泻。

2. 电针：针刺后接电针，大小以患者舒适为度，连续波，频率 120 次/分。每次 30 分钟，1 周 3 次，10 次为 1 个疗程。

医案

刘某，男，59 岁，退休工人，2022 年 10 月 25 日初诊。

主诉　手足麻木、倦怠乏力、咽干口燥半月有余。

现病史　患者半月前无明显诱因下出现四肢麻木，胸闷心悸失眠，气短懒言，纳可，大便干，夜尿 3 次。舌苔薄白，有瘀点，脉细涩。

诊断　糖尿病周围神经病变。

治疗　采用上述验方，选用 0.25 mm×40 mm 的毫针，快速直刺达 0.5～0.8 寸，平补平泻，再用电针，大小以患者舒适为度，连续波，频率 120 次/分。每次 30 分钟，另外可十宣放血，祛瘀生新，1 周 3 次，并嘱患者合理饮食和规律日常起居，戒烟，患者治疗 10

次后，症状好转。

按语

糖尿病周围神经病变作为消渴常见慢性并发症，属“痛症”“痿症”“麻木”等范畴，关于其病因病机，早在内经中就有相关记载，如《素问·通评虚实论篇》有云：“凡治消瘅、仆击、偏枯、痿厥……隔塞闭绝，上下不通。”再如《圣济总录·消渴门》有云：“消渴者……久不治，则经络壅涩。”消渴发展可见脑血管病、半身不遂、周围神经病变等并发症，其病机为气机阻滞、血行瘀滞、瘀热内生。本证因糖尿病久病耗伤气阴，阴阳气血亏虚，血行瘀滞和脉络痹阻所致。气虚运血无力，脉络失养，血滞日久成瘀；或气不布津，阳不化气，痰浊内生，痰瘀互结，痹阻脉络；引起“气不至则麻”“血不荣则木”“不通则痛”“不荣则痛”。舌质淡暗有瘀点，薄白，脉细涩为气虚不足，血瘀经络。病证本虚标实，以气血阴阳亏虚为本，痰浊瘀血痹阻脉络为标。

二十一 暑证

中暑，中医亦称“暑证”，暑证是指夏季在烈日或高温环境下劳动，因暑热侵袭，致邪热内郁，体温调节功能失常，所发生的急性病变。在我国的《黄帝内经》中早有记载。由于长时间太阳直射会导致类似卒中的神经精神症状，这种严重的中暑在以前又被称为日射病。当人们意识到日射病同样可以发生在没有太阳直射的高温环境时，日射病即被称为热射病。

诊断

1. 病史：暴露于高温环境和(或)剧烈运动一定时间后，出现症状或体征且不能用其他疾病解释。

2. 临床症状、体征：①头晕、头痛、反应减退、注意力不集中、动作不协调；②口渴、心悸、心率明显增快、血压下降、晕厥；③恶心、呕吐、腹泻、少尿或无尿；④大汗或无汗、面色潮红或苍白、皮肤灼热或湿冷、肌痛、抽搐；⑤发热。

3. 其他检查：符合中暑诊断标准后，即可从核心温度、意识改变、临床表现特点3个方面进行分级。

(1) 轻度中暑：即以往定义中的先兆中暑。仅有以上中暑症状，核心温度正常或轻微升高(＜38℃)，无新发意识障碍和器官损伤表现。

(2) 中度中暑：即热衰竭。出现器官功能不全的失代偿表现，又达不到热射病诊断标准。常以血容量不足的表现为特征，如皮肤湿冷、面色苍白、心率明显加快、血压下降、少尿等；可有晕厥，但数分钟内自行恢复意识，无明显神经系统损伤表现（GCS 评分＝15）；核心体温升高（≥38℃，＜40℃）。

（3）重度中暑：即热射病。暴露于高温（高湿）环境和（或）剧烈运动一定时间后，新出现下列临床表现中的任意一条，且不能用其他原因解释：①中枢神经系统损害表现（如昏迷、全身抽搐、谵妄、行为异常等，GCS 评分≤14）；②核心温度≥40℃；③多器官（≥2 个）功能衰竭。

验方

主穴 大椎、风府、曲池、中冲、阳陵泉。

配穴 足三里、人中、合谷。

方义 风府穴是督脉与阳维脉的交会穴，针刺能直泻侵入督脉和体内阳经之暑邪，有宣表泻热通窍、醒神止头痛之功效。曲池为手阳明大肠经之合穴，强刺可直泻侵入上肢阳经的暑邪。中冲放血，直刺出血能收到清心开窍。阳陵泉是足少阳胆经的合穴，既是筋会穴，又是人体八会穴之一。强刺阳陵泉能直泻侵入经筋和下肢的暑热之邪，达到泻热止痉的目的。足三里为强壮要穴，是足阳明胃经之合穴，有调中理气、升清降浊、固本扶正培元之功。人中穴是督脉和手足阳明经的交会穴，针刺此穴可泻侵入督脉和阳经之暑邪，还可清热开窍醒脑。合谷穴，为手阳明经之原穴，升清降浊。针刺此穴可以解表泄热、调和营卫之气，活血祛瘀。

操作 用 0.25 mm×40 mm 的毫针，针刺曲池、阳陵泉。阳陵泉强刺激，直刺足三里、人中、合谷穴，为手阳明经之原穴，能宣能散、升清降浊。得气后施用捻转补法，留针 30 min。

医案

王某，男，60 岁，已婚，退休，2022 年 8 月 7 日初诊。

主诉 发热伴头痛2天。

现病史 患者2天前高温汗出后，立刻吹空调，夜里继而出现发热，头痛如裹，身困重，神倦纳呆，渴饮，多汗，尿黄便结面黄，舌苔黄腻，脉濡数。

诊断 暑证。

治疗 采用上述验方，选用0.25 mm×40 mm的毫针，针刺曲池、阳陵泉。阳陵泉应强刺激，能直泻侵入经筋和下肢的暑热之邪，达到泻热止痉的目的。直刺足三里，调中理气、升清降浊、固本扶正培元。人中穴是督脉和手足阳明经的交会穴，可泻侵入督脉和阳经之暑邪，还可清热开窍醒脑。合谷穴，为手阳明经之原穴，能宣能散、升清降浊。得气后施用捻转补法，留针30 min。针刺后症状明显改善，1周后随访，症状消失。

按语

暑证在《素问·热论篇》中有提到："凡病伤寒而成温者，先夏至日为病温，后夏至日为病暑。"暑证病因为暑邪，因夏季气候炎热，人体腠理开泄，人体正气不足，暑邪乘虚而入，夏季好发，归属于"暑温""暑湿"范畴，临床起病多急，多以头身发热、困重、自汗或无汗、头晕、头痛、烦渴手足厥冷等为特点。暑为阳邪，其性炎热、升散，开泄。年老体弱气虚患者易感，多出现头痛、发热、肢体困重、胸脘痞闷等症状，也可继发出现头痛、牙痛等胃火上炎的症状，重者可见壮热、神昏、抽搐、脱证等。夏季暑热时间长、气温高，暑多挟湿，脾主湿，长夏属脾，暑湿多伤脾胃，更易挟风侵犯头部。患者出现发热、头重如裹、头身困重的症状，是由于风挟暑湿，可出现纳呆、汗多烦饮、面黄、苔黄腻、脉濡数的症状。

二十二 发热

正常人的体温受体温调节中枢所调控，并通过神经、体液因素使产热和散热过程呈动态平衡，保持体温在相对恒定的范围内。当机体在致热源作用下或各种原因引起体温调节中枢的功能障碍时，体温升高超出正常范围，称为发热。

诊断

1. 临床表现：以发热的分度以口腔温度为标准，可将发热分为：低热 37.3～38℃、中热 38.1～39℃、高热 39.1～41℃、超高热 41℃以上。

2. 热型分型：发热患者在不同时间测得的体温数值分别记录在体温单上，将各体温数值点连接起来成体温曲线，该曲线的不同形态(形状)称为热型。不同的病因所致发热的热型也常不同。临床上常见的热型有以下几种。

(1) 稽留热：是指体温恒定地维持在 39～40℃以上的高水平，达数天或数周，24 h 内体温波动范围不超过 1℃。

(2) 弛张热：又称败血症热型。体温常在 39℃以上，波动幅度大，24 h 内波动范围超过 2℃，但都在正常水平以下。

(3) 间歇热：体温骤升达高峰后持续数小时，又迅速降至正常水平，无热期(间歇期)可持续 1 天至数天，如此高热期与无热期反复交替出现。

(4) 波状热：体温逐渐上升达 39℃或以上，数天后又逐渐下降至正常水平，持续数天后又逐渐升高，如此反复多次。

（5）回归热：体温急剧上升至39℃或以上，持续数天后又骤然下降至正常水平。高热期与无热期各持续若干天后规律性交替一次。

（6）不规则热：发热的体温曲线无一定规律。

3. 伴随症状：寒战、结膜充血、单纯疱疹、淋巴结肿大、肝脾肿大、出血、关节肿痛、皮疹、昏迷等。

4. 辅助检查：血常规、胸部CT。

验方

主穴　大椎、风池、合谷、阳陵泉、足三里、太冲、中渚。

方义　大椎为督脉起点，主治头痛、发热等症，并能调节全身气血运行；风池为疏风解表之穴，能消散风热外邪，舒畅头部经气，调畅全身气机。合谷为手阳明大肠经之合穴，主治胃痛、口渴、发热等症。阳陵泉穴为足阳明胃经之穴，有清热解毒、利咽化痰的作用。足三里穴为足阳明胃经之穴，具有解表化湿、益气和胃的作用。太冲穴，足太阳膀胱经，能清头目、平肝息风。中渚穴为足阳明胃经之穴，能清胃泻火也可解毒消肿。

操作　针刺大椎、风池、合谷、阳陵泉、足三里、太冲、中渚，留针30 min。

医案

包某，男，55岁，退休工人，2023年2月7日初诊。

主诉　发热2天。

现病史　患者2天前淋雨后出现体温升高，最高体温达到39.8℃，伴有咽痛、口干喜饮、大汗淋漓、头痛、眼眶疼痛等不适症状，小便黄赤，大便干结。曾服感冒药，效不佳。今患者自觉咽痛、口干舌燥欲饮、头痛，眼眶疼痛症状加重，偶伴有咳嗽，纳差，眠差，舌红，苔黄腻，脉弦数。

查体 神清，精神软，未及明显干湿啰音。

诊断 发热，证属风热证。

治疗 采用上述经验方，选用0.25 mm×40 mm 的毫针，针刺大椎、风池、合谷、阳陵泉、外关、足三里、太冲后，诸穴均留针 30 分钟，出针后并拔罐，患者立刻感觉全身症状改善，嘱患者规律饮食起居，避免再次受凉。后复诊诉体温恢复正常，头痛、眼眶疼痛、咽痛症状明显改善。

按语

在中医经典《黄帝内经》中，关于发热的记载最早可见于《素问》篇章，文中对发热的发病原因、症状、治疗进行了记载。中医发热一般分为外感发热与内伤外感发热。外感发热较常见。外感发热主要是四时气候不正，感受风、寒、暑、湿、燥、火六种外邪引起本系统的外感热病，发热是邪正相争的表现，往往具有六经传变或卫气营血传变的规律，其发病特点是较快、较急、变化较多，而且与季节时令关系较密切。针灸具有绿色、安全的优点。

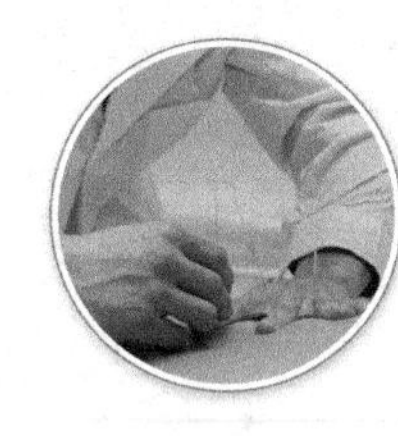

第二章　外科及皮肤疾病

一　神经根型颈椎病

神经根型颈椎病是指由于颈椎间盘、椎间关节退行性改变本身及其继发病理改变累及相应节段颈神经根而出现根性压迫或刺激的症状和体征。多见于40～60岁人群，起病缓慢，以长期伏案工作者、机动车驾驶员及长期低头等不良姿势者多发。其临床症状以颈肩背部疼痛、上肢及手指的放射性疼痛、麻木、无力为主。针灸治疗颈椎病具有不良反应小、治疗费用相对经济、疗效明显等优点，在临床治疗中有着独特的疗效和优势。

诊断

1. 病史：长期伏案工作，有慢性劳损或外伤病史，颈椎退行性病变，或有颈椎先天性畸形。

2. 临床症状、体征：疼痛、麻木为神经根型颈椎病的主要症状，具有根性分布的特点，其范围与颈脊神经所支配的区域基本相一致。表现为颈、肩背疼痛，颈部僵滞，活动功能受限，前臂至手指呈放射性疼痛、麻木，颈椎相应病变节段压痛，可有上肢肌力减弱或肌肉萎缩。

3. 特殊检查：椎间孔挤压试验或(和)臂丛神经牵拉试验阳性。

4. 辅助检查：X线、CT及三维重建技术、MRI检查显示，临床表现与影像学所见均符合颈椎病者可确诊。一般X线平片可显示颈椎曲度改变、椎节不稳及骨刺形成等异常，CT、MRI检查能清晰地显示脊神经根受累的部位和受累的程度。对于 MRI 提示多节段病变患者，肌电图（EMG）有助于明确责任神经节段，并有助于与其他神经病变相鉴别。

验方

主穴 大椎、颈夹脊、颈百劳、后溪。

配穴 肩髃（患侧）、肩髎（患侧）、曲池（患侧）、合谷（患侧）。

方义 大椎、颈夹脊可疏通督脉及膀胱经局部经气；肩髃、肩髎、曲池、合谷乃辨经论治，远端取穴。诸穴相配，标本兼治，共凑强筋壮骨，疏通经络之功。

操作

1. 毫针：从夹脊穴快速刺入棘突根部，有沉紧感后进行调气，平补平泻，使气感向患者项、肩、臂传导。在第 5 掌指关节尺侧后方赤白肉际处取后溪，行常规消毒后，快速直刺达 0.5～0.8 寸，平补平泻，使针感向掌背、手指及肩肘放射。

2. 电针：采用某种型号电针仪，负极接夹脊穴留针，正极接后溪穴留针，电流量以患者舒适为度，采用连续波，频率 180 次/分。疗程：每次 30 分钟，1 天 1 次，10 次为 1 个疗程。

医案

陈某，女，42 岁，职员，2021 年 2 月 11 日初诊。

主诉 右侧颈肩部板滞不适伴右上肢牵掣痛 3 天。

现病史 患者 3 天前于晨起后出现颈肩部板滞不适，活动受限，伴右上肢胀痛、牵掣至背部放射痛，以夜间为甚。随即至市级医院行颈椎 MRI 示：C5/6，C6/7 椎间盘突出，颈椎退行性改变。予依托考昔、甲钴胺片、扎冲十三味等消炎止痛及营养神经药物口服后上症仍未见缓解。今至张奕主任门诊就诊。现患者主要表现为颈肩部板滞不适，伴右上肢牵掣痛，活动受限。病来无畏寒、发热，无尿频、尿急、尿痛，无潮热盗汗，无四肢关节游走性疼痛等。胃纳可，二便调，舌紫苔薄白，舌下络脉瘀滞，脉涩。

查体　颈椎正中，生理弧度变直，双侧斜方肌略紧张，C4/5、C5/6 椎旁压痛(＋)，旋颈试验(－)，双侧臂丛神经牵拉试验(＋)，压顶试验(＋)，肱二头肌腱及肱三头肌腱反射对等存在，双上肢皮感尚正常，肌力正常，无肌肉萎缩，双下肢关节活动及肌力均正常，霍夫曼征(－)。

治疗　采用上述验方，每周治疗三次。第一次针灸以颈夹脊、后溪为主，上述刺法，加施电针，结束治疗后，患者即诉疼痛舒缓。从第二次治疗开始，去电针，加施肩髃(患侧)、肩髎(患侧)、曲池(患侧)、合谷(患侧)，施以平补平泻手法，以患者舒适为度。嘱其治疗期间，避风寒，注意休息，避免搬重物、剧烈运动。10 次后基本痊愈。

按语

祖国医学中并未有"颈椎病"之称谓，中医可归于痹证、颈项强痛、颈肩痛、肩背手臂痛、颈痛、项痛等，属于"项痹"的范畴。《素问·痹论篇》云："风寒湿三气杂至，合而为痹也。"邪气入体，若不及时驱邪扶正，邪伤正气，正气损伤或阳气渐衰，肝肾转虚，肝主筋，肾主骨，筋骨失荣，均可导致局部气血不和，经络阻滞，经络不通，不通则痛，且筋脉不荣，出现顽麻不适。

针刺以经络辨证为理论主导，疏通经络，调和气血，调脏腑，平阴阳。"以微针通其经脉，调其血气，营其逆顺出入之会"，说明了通过微针治疗可起到疏通经脉，调和气血，通畅气机的作用。毫针针刺仍然是治疗神经根型颈椎病最主要的方法之一。临床不仅可以单用针刺治疗神经根型颈椎病，还可以与其他多种疗法相互配合，共同发挥作用，联合治疗该病。针刺不仅具有调和阴阳，扶正祛邪的作用，还有疏通经络，行气止痛的功效，在临床得到了广泛的宣传和应用，同时具备绿色、安全、无不良反应的特点。

本方的关键是夹脊、后溪的针刺操作。使气感向患者项、肩、臂传导，掌背手指及肩肘放射，可达到较为满意的针刺疗效。针刺时动作宜温和，如未出现放射感亦不可施以强烈刺激，以免患者出现晕针、滞针等不良情况，针刺时应熟悉局部解剖层次，逐步在实践中熟练。

二　粘连性肩关节囊炎

粘连性肩关节囊炎，又称“肩周炎”“冻结肩”，是以肩关节囊进行性纤维化和挛缩，导致肩关节持续性的疼痛、活动受限和功能障碍的一种临床常见病。粘连性肩关节囊炎根据诱发因素，可分为病因不明的原发性粘连性肩关节囊炎和继发于某些肩部疾病和手术、外伤的继发性粘连性肩关节囊炎。原发性粘连性肩关节囊炎的病因尚未明确，普通人群患病率为2%～5%，常发生于40～60岁的年龄段，女性多于男性，14%的患者会同时出现双侧粘连性肩关节囊炎，但同一肩关节较少复发。既往认为本病具有自限性，但据最近研究发现发病2年后仍有40%患者存在功能障碍。如缺乏积极有效的治疗，肩关节功能障碍可能会持续多年或永久存在，给个人和社会造成了重大的负担。因此积极治疗肩关节囊炎具有重要意义。针灸治疗粘连性肩关节囊炎具有不良反应小、治疗费用相对经济、疗效明显等优点，在临床治疗中体现了独特的疗效和优势。

诊断

1. 病史：起病缓慢，多有慢性劳损或无明显损伤史，外伤筋骨，气血不足复感受风寒湿邪所致。

2. 流行病学：好发年龄在50岁左右，女性发病率高于男性，右肩多于左肩，多见于体力劳动者，多为慢性发病。

3. 症状：肩周疼痛，起初为阵发性，之后逐渐加重，以夜间为甚，常因天气变化及劳累而诱发，肩关节活动功能障碍。

4. 体征：肩关节各个方向主动、被动活动均受限，以外展、上举、内旋、外旋更为明显。三角肌、冈上肌等肩周肌肉早期可出现痉挛，晚期可发生失用性萎缩，出现肩峰突起、上举不利等典型症状。肩部肌肉萎缩，肩前、后、外侧均有压痛，外展功能受限明显，出现典型的“扛肩”现象。

5. 辅助检查：X 线检查多为阴性，病程久者可见骨质疏松。可行肩关节 MRI 检查，如继发于肩袖损伤者，肩关节 MRI 可见冈上肌、肩胛下肌、冈下肌等肌腱损伤或肩袖撕裂征象。

分期

根据临床表现，一般可分为三期。

1. 急性期(冻结进行期)：起病急剧，疼痛剧烈，肌肉痉挛，关节活动受限，夜间疼痛加重，难以入眠。压痛范围广泛，喙突、喙肱韧带、肩峰下、冈上肌、肱二头肌长头肌腱、四边孔等部位均可出现压痛。X 线检查无异常，持续 2～9 个月。

2. 慢性期(冻结期)：疼痛症状相对减轻，但压痛范围仍较为广泛，由于急性期肌肉保护性痉挛造成关节功能受限，可发展到关节挛缩性功能障碍。X 线偶见肩峰、大结节骨质疏松及囊样变，持续 4～12 个月。

3. 功能恢复期：疼痛及僵硬逐渐消失，关节功能逐渐恢复至正常，持续 5～12 个月。

验方

1. 急性期

主穴 条口穴透承山穴。

方义 条口穴隶属于足阳明胃经，是治疗肩周炎的经验要穴，可疏通足阳明、足太阳两经经气，条口透承山采取强刺激手法，可增强针感，调节阴阳、疏通经络，有效缓解肩痛。

操作　选用长度为 75 mm 的毫针，针尖对准承山穴方向刺入条口穴，针刺深度为 2～3 寸，行捻转泻法，强刺激，行针的同时嘱患者配合肩关节各方向主、被动运动 5 分钟。留针 20～30 分钟，每 10 分钟行针 1 次，每次行针时均配合肩关节运动。

疗程　一周三次，10 次为 1 个疗程。

2. 慢性期及功能恢复期

主穴　肩前、肩髃、肩髎、臑俞、合谷、外关。

配穴　根据疼痛部位不同，选取不同的经络配穴。手太阴肺经：配尺泽、孔最；手阳明大肠经，配肩井、曲池；手少阳三焦经，配清冷渊、中渚；手太阳小肠经，配天宗、肩贞、养老。

方义　肩前、肩髃、肩髎、臑俞疏通局部经气，合谷为手阳明大肠经之穴、外关为手少阳三焦经腧穴，因肩关节痛以肩前及肩外侧为主，故加此二穴用于疏通手阳明经及手三焦经经气，以加强局部腧穴之效。肩前内侧痛为手太阴经证，肩前痛为手阳明经证，肩外侧痛为手少阳经证，肩后痛为手太阳经证，故以疼痛部位不同，选取不同的经络以疏通局部经络经气。

操作　选取长度为 40 mm～50 mm 的毫针，取卧位，局部腧穴常规消毒后，将毫针快速直刺入穴位中，一般进针深度为 1.5～2 寸。肩前与肩髎，肩髃与臑俞，合谷与外关三组腧穴分别连接电针，选用 50 Hz 连续波，强度以患者耐受为度，留针 30 分钟，留针期间加施红外线。

疗程　一周三次，1 个月为 1 个疗程。

医案

乔某，女，61 岁，退休，2023 年 11 月 16 日初诊。

主诉　左肩关节疼痛伴活动受限 3 月余，加重 3 天。

现病史　患者 3 个月余无明显诱因下出现左肩关节疼痛伴活动受限，在宁波市第二医院骨科就诊，行左肩关节 MRI 检查示：左侧粘连性肩关节囊炎伴冈上肌肌腱炎。予氟比洛芬凝胶外用治疗，疼痛稍缓解，肩部活动受限改善不明显。3 天前患者因劳累后出现左肩关节疼痛加重，夜间为甚，影响睡眠，左肩关节活动受限较前加重，影响部分生活。予氟比洛芬凝胶外用后效果欠佳，故来我院针灸科门诊就诊。现患者主要表现为左肩部持续性酸胀疼痛不适，伴活动受限，肩关节僵硬，后伸、外展、上举均受限，夜间疼痛明显，影响睡眠。病来无畏寒发热，无尿频、尿急、尿痛，无潮热盗汗，无四肢关节游走性疼痛等。胃纳可，二便调，舌紫苔薄白，舌下络脉瘀滞，脉涩。

查体 颈软无抵抗，左肩关节外展、上举、内旋、外旋等动作均受限，左侧喙突、肱二头肌长头肌腱、肩峰下、冈上肌、四边孔、肩峰下缘及三角肌均有压痛。左肩部可见部分肌肉萎缩，双上肢肌力正常，浅感觉无减退，生理反射存在，病理反射未引出。

治疗 采用上述验方，每周治疗三次。第一次针灸取穴以条口穴透承山穴，施以提插捻转泻法手法，行针时嘱患者缓慢活动患侧肩关节至最大范围，留针约 15～20 分钟左右，留针期间嘱患者继续缓慢活动肩关节，并施以间歇留针手法。从第二次治疗开始，在以上取穴的基础上，加肩髃(患侧)、肩髎(患侧)、肩前(患侧)、臂臑(患侧)等穴，施以平补平泻手法，得气后加施电针，强度以患者舒适为度。嘱其避风寒，注意休息，避免患侧肩关节提重物。在治疗期间嘱患者行患侧肩关节上举、后伸、外展等各个方向的活动度锻炼，1 个疗程为 1 个月，3 个疗程后基本痊愈。

按语

粘连性肩关节囊炎，又称“肩周炎”“冻结肩”，属于中医“肩痹”范畴，因多发生于 50 岁左右，又被称为“五十肩”。《素问·痹论篇》云：“风寒湿三气杂至，合而为痹也。”《类症治裁·痹症》：“诸痹……良由营卫先虚，腠理不密，风寒湿乘虚内袭。正气为邪所阻，不能宣行，因而留滞，气血凝涩，久而成痹。”此病多因体虚、劳损，又受到了风寒湿邪侵袭，而正气不足以抵御外邪，无力驱邪于外，从而导致肩部经脉闭阻，气血、组织、脏腑经络不得濡养，不通则痛。肩部出现长期固定疼痛、活动受限，故称为肩痹。其发病原因除了外感风寒湿痹，另一个比较重要的原因是年过五十后三阴三阳经经气开始衰微，肝肾阴虚则筋失所养，阳明气虚则筋失温煦。

“条口透承山”为上病下治，由胃经条口穴进针穿越小腿前侧肌筋膜组织向膀胱经承山穴方向透刺，并施以强刺激手法，同时要求患者活动患侧肩部，以改善肩关节活动度。“条”本义为条口，原意为小枝、枝条，引申为条达之意，“口”则为孔、穴之意。条口穴为足阳明胃经之穴，有条达气机之意，针刺条口有助于阳明脉之经气条达顺畅，从而有助于肩痛的缓解。

本方的关键是对条口穴进行深刺、重刺激，同时让患者活动肩关节，使肩关节瘀滞的气血得以运行顺畅，继而在针刺局部腧穴，进一步使得气血调畅，达到“通则不痛”的效果，使疼痛得以缓解，肩部活动得以改善。

三 肩峰下撞击综合征

肩峰下撞击综合征(SIS)是成人肩部疼痛最常见原因,常被误诊为肩周炎。以肩关节功能受限并伴疼痛为主要特征。其机制包含肩峰前突骨赘的形成、关节盂唇的增生、肩峰下滑囊的增生及冈上肌肌腱的钙化等造成肩关节活动时和肱骨大结节产生碰撞,从而出现肩关节疼痛及活动受限。肩峰下撞击可分为原发性撞击和继发性撞击。原发性撞击是指上肢在60°～120°上举时,肩袖尤其是冈上肌会和肩峰前缘发生撞击,随着撞击次数的不断积累,会导致肩袖损伤。继发性撞击是指肩关节不稳定或过度的张力,无法维持肱骨头被下压的稳定功能,以致肱骨头上移而撞击到肩峰。肩峰下撞击随着严重程度分为三期:Ⅰ期为水肿出血期,肩袖水肿出血(此期可逆);Ⅱ期为慢性肌腱炎及滑囊纤维变性期,肌腱炎和肩袖纤维化;Ⅲ期为肌腱断裂期,肩袖撕裂。早期的肩峰下撞击征由于肩袖出血、水肿与肩袖撕裂的临床表现相似,易导致诊断混淆。SIS引起的肩痛可占肩关节疾病的44%～65%。SIS好发于经常做过顶运动的人群,如游泳运动员、羽毛球运动员等。针灸疗法可以激发局部经气,使闭阻的经络得以疏通,促进局部血运,加速炎症物质的转运和吸收,达到缓解疼痛的作用。在改善肩峰下撞击综合征患者疼痛、功能障碍、压痛等症状方面疗效确切。

诊断

1. **病史**:经常有明显的外伤史或者慢性劳损史。

2. 临床症状、体征：常常表现为肩关节疼痛伴活动受限，可累及三角肌。压痛位于肩峰下间隙或者肱骨大结节近端。患者上举困难，一般表现为外展或前屈范围<45°。

3. 特殊检查：前臂坠落试验阳性，撞击试验阳性，肱盂关节内摩擦音，举臂困难或 60°～120°阳性疼痛弧征。

4. 辅助检查：肩部正侧位片可见肱骨大结节及相应肩峰下有骨硬化、增生和骨赘形成及囊性变。冈上肌处 X 线片可看到肩峰形态和骨刺向前下方突出的情况。

验方

主穴　肩髃、肩髎、肩前、肩井、巨骨、秉风。

方义　肩髃、巨骨为手阳明大肠经经穴，肩髎为手少阳三焦经穴，疏通阳明、少阳两经经气，肩井为足少阳胆经腧穴，手足少阳、阳维之会，也是手阳明大肠经与阳跷脉交会穴，秉风为手太阳小肠经经穴，为手三阳、足少阳之交会穴，肩前穴为经外奇穴，诸穴相配，标本皆治，共凑强筋壮骨，疏通经络之功。

操作

1. 毫针：肩髃、肩髎、肩前行常规针刺手法，平补平泻，得气后留针 30 分钟，巨骨垂直进针后针尖略向外侧斜刺，秉风进针后向肩胛骨内上角平刺，稍做提插，得气后留针 30 分钟。各穴均不宜行强烈刺激。

2. 电针：采用某种型号电针仪，正负极分别连接肩髃、肩前，肩髎、巨骨，电流量以患者舒适为度，采用连续波，频率为 100 Hz。每次 30 分钟，1 天 1 次，10 次为 1 个疗程。

医案

傅某，男，46 岁，干部，2023 年 8 月 20 日初诊。

主诉　右肩部疼痛半年余，加重 1 周。

现病史 患者半年前开始因肩部反复用力后出现右肩部上举时疼痛，休息后可缓解。1周前患者打羽毛球后出现右侧肩部疼痛反复，上举时疼痛明显，在家休息后未见明显缓解，今至张奕主任门诊就诊。予肩关节MRI检查：1. 右侧肩峰下撞击综合征，伴右侧冈上肌肌腱不全撕裂；肩胛下肌、肱二头肌长头肌腱损伤；2. 右侧肱骨大结节区少许骨质水肿样灶；3. 右肩喙肱韧带不全撕裂考虑；4. 右肩关节腔和周围滑膜囊少量积液；建议必要时复查。现患者主要表现为右肩部疼痛，上举时疼痛加重。病来无畏寒发热，无尿频、尿急、尿痛，无潮热盗汗，无四肢关节游走性疼痛等。胃纳可，二便调，舌紫苔薄白，舌下络脉瘀滞，脉涩。

查体 肩关节无红肿，肩大结节区域轻度压痛，Neer征(＋)，Hawkins征(＋)，疼痛弧(＋)。肱二头肌腱及肱三头肌腱反射对等存在，双上肢皮感尚正常，肌力正常，无肌肉萎缩，双下肢关节活动及肌力均正常，霍夫曼征(－)。

处方 肩髃、肩髎、肩前、肩井、巨骨、秉风。

治疗 采用上述验方，每周治疗三次。第一针灸以肩髃、肩髎、肩前，上述刺法，加施电针，结束治疗后，患者即诉疼痛舒缓。从第二次治疗开始，加施肩井、巨骨、秉风，施以平补平泻手法，以患者舒适为度。嘱其治疗期间，避风寒，注意休息，避免搬重物、剧烈运动。10次后基本痊愈。

按语

祖国医学中并未有“肩峰撞击征”之称谓，中医可归于“痹证”范畴，《素问·长刺节论篇》曰：“病在筋，筋挛节痛，不可以行，名曰筋痹……病在骨，骨重不可举，骨髓酸痛，寒气至，名曰骨痹。”肩峰下撞击综合征究其病因与内伤劳损，外受风寒湿邪相关。因外伤后遗、积累劳损、气血不足或复感外邪，阻滞经络、经脉不通则痛，导致肩关节动态平衡失调而发为本病。

经筋“主束骨而利关节”，肩部经筋受损则束骨利关节之功能失调，故见肩部疼痛而活动不利。而手三阳经经循行皆经肩部，手太阳经筋“行于腋后缘，上绕肩胛，沿颈旁出走足太阳经筋之前”，手少阳经筋“沿前臂外侧上行结于肘尖，向上绕行上臂外侧，经肩部走至颈，与手太阳经筋结合”，手阳明经筋“上行臑部，结于肩髃；分支绕过肩胛……从肩髃上行至颈”，均与肩部活动密切相关。故主治腧穴多从手三阳经选取，取其通调经筋之意。

本方中腧穴的应用以肩部周围的腧穴为主，如肩髃、肩髎、肩前等腧穴以通调肩部经筋，肩井、巨骨上肩部经筋循行所过之处。诸穴相配以达到恢复肩部经筋功能之效。

四 胸廓出口综合征

胸廓出口综合征(TOS)是指由于诸多先天性和(或)后天性的因素影响,造成下颈部、上胸部与同侧上肢交界的胸廓出口空间狭窄,对走行其中的臂丛神经、锁骨下动脉、锁骨下静脉造成压迫而出现相应的症状。根据受压结构的不同可分为神经型、动脉型及静脉型。其中神经型 TOS 出现的概率较高,约占 90%,其受压机制相对较复杂,胸廓出口的 3 个解剖间隙的病理变化均可导致臂丛神经的压迫,且随着颈、肩、上肢的运动可出现神经症状的多样性和可变性。胸廓出口综合征在临床容易与颈椎病、椎基底动脉供血不足、末梢神经炎及其他周围神经卡压病变相混淆,临床应根据体格检查来仔细判断。目前胸廓出口综合征主要分为手术治疗及非手术治疗。针灸作为一项具有中医特色的非手术疗法对胸口出口综合征具有积极的治疗意义。

诊断

1. **病史:**患者可能存在头、颈和上肢损伤或劳损史。

2. **临床症状:**患者出现颈、肩和上肢的疼痛、感觉异常和无力,也可出现腋部、胸壁、斜方肌及头枕部的疼痛,且症状多可被提重物、摆臂、驾驶等牵拉臂丛的动作和上肢过头运动及头偏向对侧的缩窄 3 个解剖间隙的动作所加重。

3. **体格检查:**感觉障碍多在前臂内侧皮神经、尺神经和正中神经支配区域,多为感觉减退、迟钝或麻木,也有少数表现为感觉过敏。肌力检查可出现内在肌及小指肌力的减退。

4. 特殊检查：上肢张力试验（ULTT）及 1 min Roos 试验（EAST）。

5. 辅助检查：颈椎正、侧、双斜位：可有或无骨性异常，如颈肋、陈旧性第 1 肋或锁骨骨折、第 1 肋走行异常、第 7 颈椎横突过长或过粗。肌电图：可出现前臂内侧皮神经传导障碍，也可出现肘管或腕管卡压的肌电图征象。

验方

主穴　C3～6 颈夹脊、天鼎、天窗。

配穴　后溪（患侧）、小海（患侧）、少海（患侧）。

方义　C3～6 颈夹脊邻近斜角肌横突附着点，可疏通颈部局部经气；天鼎、天窗位于胸锁乳突肌后缘，共疏手阳明大肠经、手太阳小肠经之经气，减轻局部组织卡压。诸穴相配，共奏疏通经气、松解卡压之效。

操作

1. 毫针：C3～6 夹脊穴稍向外刺向颈椎横突，得气后行平补平泻针法，部分患者可感到酸麻胀痛向项、肩、臂传导。天鼎、天窗沿胸锁乳突肌后缘刺入，注意进针缓慢，避免刺伤神经血管，部分患者会有放电样感觉，不可强求，有酸胀感即可。后溪、小海、少海行常规针刺方法，得气后平补平泻，各穴均留针 30 分钟。

2. 电针：采用某种型号电针仪，负极接夹脊穴留针，正极接天鼎穴或天窗穴，电流量以患者舒适为度，采用连续波，频率 50 Hz。每次 30 分钟，一周三次，1 个月为 1 个疗程。

医案

林某，女，52 岁，2022 年 12 月 11 日初诊。

主诉　颈肩痛伴右上肢疼痛、麻木、无力感 3 月余，加重 1 周。

现病史 患者3月前于反复劳作后出现颈肩部胀痛伴右上肢牵掣疼痛麻木无力感，上肢疼痛以上臂内侧及前臂尺侧为主，患肢外展时疼痛减轻，仰头、深吸气、头转向患侧时疼痛加重。劳累后加重，休息后可缓解，症状时轻时重。1周前因家务劳累后感上述症状加重，在家休息后未见明显好转，故今至张奕主任门诊就诊，予摄颈椎正侧位片示：未见明显异常。现患者主要表现为右侧颈肩部疼痛，伴右上肢疼痛麻木无力感。病来无畏寒发热，无尿频、尿急、尿痛，无潮热盗汗，无四肢关节游走性疼痛等。胃纳可，二便调，舌紫苔薄白，舌下络脉瘀滞，脉涩。

查体 颈椎正中，生理弧度存在，右侧斜方肌略紧张，C4～6右侧椎旁压痛（＋），右侧胸锁乳突肌后缘压痛，旋颈试验（－），右侧上肢张力试验（＋），右侧1 min Roos试验（＋），肱二头肌腱及肱三头肌腱反射对等存在，双上肢皮感尚正常，肌力正常，无肌肉萎缩，双下肢关节活动及肌力均正常，霍夫曼征（－）。

治疗 采用上述验方，每周治疗三次。第一次针灸以颈夹脊、天鼎、天窗为主，上述刺法，加施电针，结束治疗后，患者即诉上肢胀痛麻木、无力感减轻。从第二次治疗开始，仍予上述穴位针刺，并加施小海（患侧）、少海（患侧）、后溪（患侧），施以平补平泻手法。得气后仍加施电针，以患者舒适为度。嘱其治疗期间，避风寒，注意休息，避免搬重物、剧烈运动。10次后基本痊愈。

按语

祖国医学中并未有“胸廓出口综合征”之病名，中医可归于痹证、颈肩痛、肩臂痛等，属于“痹病”的范畴。《济生方·痹》中有提到，痹者，皆因平素体质虚弱，肌肤腠理不致密，而后感受风、寒、湿等外邪所致。此病多因外感风、寒、湿、热等邪气，正气内伤，致痰瘀阻滞经脉，气血运行不畅，出现颈项部酸痛、肢体胀痛麻木无力等临床症状。

《素问·调经论篇》云：“经络支节，各生虚实，视其病所居，随而调之。病在脉，调之血；病在血，调之络；病在气，调之卫；病在肉，调之分肉；病在筋，调之筋；病在骨，调之骨。”天鼎穴、天窗穴位于侧颈部，在胸锁乳突肌后缘，穴区深层分布有臂丛神经及其分支，以及颈总动静脉。TOS 患者在该穴处可有明显的压痛感或有条索状，在局部进行针刺可以调节局部筋脉、气血，改善经气循行。毫针刺法在临床中治疗胸廓出口综合征具有有效性，是保守疗法治疗胸廓出口综合征的主要方法之一。临床结合电针治疗可以有效缓解局部肌肉痉挛拘急，减轻胸廓出口处神经、血管卡压。

本方的关键是颈夹脊穴、天鼎、天窗的针刺操作。颈夹脊穴需向外向横突方向针刺，使得局部有酸胀沉紧感，有时可向肩、臂及上肢放射，天鼎穴和天窗穴可缓慢刺入胸锁乳突肌后缘，如深部有条索状或结节样组织，可适当松解，不可暴力提插捻转。针刺时动作宜温和，如未出现放射感亦不可施以强烈刺激，以免患者出现晕针、滞针等针刺异常情况。

五　腰背部肌筋膜炎

腰背部肌筋膜炎为纤维结缔组织的多发病，患者多有腰背部损伤或受寒冷潮湿的病史，或有痛风与风湿证的病史，或患者的精神长期处于紧张状态等。疼痛经常持续数日，轻者数周后自动缓解，不留痕迹，但容易复发；轻度活动后疼痛减轻，劳累后疼痛加重。重者，可延续数月或数年，休息不能减轻，尤其夜间睡眠时疼痛加剧。好发于中青年女性，好发的年龄为 41～61 岁，疼痛的性质以胀痛最为多见。针灸具有很好的疏通经络，调节气血的作用，可以强筋健骨，祛风散湿，达到通经活络，温阳止痛的作用。

诊断

1. 中医学诊断标准

参照国家中医药管理局《中医病证诊断疗效标准(ZY/TOO1.1－94)》进行诊断。

(1) 有外伤后治疗不当、劳损或外感风寒等病史。

(2) 腰背部酸痛、肌肉僵硬发板、有沉重感，疼痛常与天气变化有关，阴雨天及劳累后可使症状加重。

(3) 背部有固定压痛点或疼痛较为广泛，背部肌肉僵硬，沿竖脊肌行走方向常可触到条索状的改变，背部功能活动大多正常，X线检查无阳性体征。

2. 西医学诊断标准

(1) 主要标准：①主诉区域性疼痛；②激痛点放射性疼痛的预

期分布区域的感觉异常；③紧绷肌带；④紧绷肌带内的某一点呈剧烈点状触痛；⑤存在某种程度的运动受限。

（2）次要标准：①压痛点重复出现主诉的临床疼痛或感觉异常；②横向抓触或针刺入带状区激痛点诱发局部抽搐反应；③伸展肌肉或注射激痛点缓解疼痛。

若满足 5 个主要标准和至少 1 个次要标准，才能确诊为本病。

验方

主穴　腰阳关、肾俞（双）、阿是穴、委中（双）。

方义　"腰为肾之府"，肾与膀胱相表里，故治疗腰痛多从肾及膀胱经论治。肾俞为"肾气输注于背部之处"，又与委中同属于膀胱经，故为治疗腰痛病症的要穴。督脉为"腰部俯仰转侧之枢纽"，故取督脉经穴腰阳关以疏通督脉瘀滞之气机。筋膜炎患者多有激痛点，故取阿是穴以疏导局部气血。诸穴相配，标本皆治，共奏强健筋脉，舒筋通络之功。

操作　温针灸：肾俞、腰阳关、阿是穴采用 2 寸毫针，进针后平补平泻得气，加施温针灸，委中采用 2 寸毫针，进针后平补平泻得气后留针 30 分钟。

医案

施某，男，44 岁，职员，2023 年 2 月 11 日初诊。

主诉　腰背部酸胀疼痛 2 月余。

现病史　患者 2 月余前因长期坐位工作后出现腰背部酸胀疼痛不适，活动略受限，久坐、弯腰或腰背部受凉后感酸痛不适加重，平卧休息或得热后可缓解。病来无畏寒发热，无尿频、尿急、尿痛，无潮热盗汗，无四肢关节游走性疼痛等。胃纳可，二便调，舌紫苔薄白，舌下络脉瘀滞，脉弦紧。

查体　腰椎生理曲度变直，双侧腰部肌肉均紧张僵硬，局部可触及结节状、条索状肌束，按之可有放射感。腰部活动度略受限。

双下肢肌力正常，皮感无减退，双侧跟膝腱反射对等存在，双侧巴氏征(一)。

治疗 采用上述验方，每周治疗三次。第一针灸以腰阳关、肾俞、阿是穴为主，上述刺法，加施温针灸，结束治疗后，患者即诉疼痛舒缓。从第二次治疗开始，加施委中、大肠俞，施以平补平泻手法，以患者舒适为度。嘱其治疗期间，避风寒，注意休息，避免搬重物、剧烈运动。10 次后基本痊愈。

按语

祖国医学中并未有“腰背部肌筋膜炎”之称谓，中医可归于“痹症”“腰痛”等范畴。《素问・痹论篇》云：“风寒湿三气杂至，合而为痹也。”其多因风寒湿邪及外伤失治，患者不论虚实，皆因脉络痹阻，筋肌失荣而致不通则痛。

中医认为通过温针灸疗法加强养血、活血、温经散邪之力，以达到温经补气、祛湿除寒、消肿镇痛之功，使经络可通，通则不痛，则病愈。西医则认为，采用针刺疗法能使血管扩张、代谢旺盛、又可松解粘连的组织，改善局部肌肉生理性反射功能，加速患部血液循环，以达祛风散寒、活血止痛的目的。《难经・四十五难》云：“筋会阳陵泉”，凡和筋病有关的疾病均可选此穴。委中是足三阳经的合穴，又是足太阳经的下合穴，位于腘窝正中，正当胫神经处，可治腰背一切疾患。《四总穴歌》中有“腰背委中求”一句，说明委中为治疗腰背疼痛的要穴。

本方的关键是阿是穴的针刺操作。在腰背部肌筋膜炎患者疼痛区域仔细探查有无结节状、条索状病变灶。在激痛点处予毫针刺入后，行捻转泻法，使针下肌肉出现跳动感，或者出现放电样感觉，继而再施行温针灸。

六 膝骨关节炎

膝骨关节炎也称膝退行性骨关节炎，其临床症状主要是膝关节的疼痛、肿胀、活动障碍，甚至严重时会产生关节畸形、丧失关节活动功能，是引起中老年人下肢疼痛和活动功能障碍的主要因素，对中老年患者的生活造成了严重的影响。针灸是临床上治疗膝骨关节炎常用的方法，如《针灸大成》云："盖针砭所以通经脉，行气血，蠲邪扶正，故曰捷法，最奇者哉。"针灸疏通经脉，调节经气虚实，对于以"本虚标实"，邪气闭阻经脉而致病的"痹病"有着难以取代的治疗效果。

诊断

1. 膝关节痛在就诊的近1个月内反复发作。
2. 活动时膝关节有摩擦响声。
3. X线示有骨赘形成。
4. 膝关节周围有肿胀。
5. 膝关节晨僵≤30分钟。
6. 年龄≥40岁。

具备1、3或1、2、4、5、6即可诊断。

验方

主穴 犊鼻、内膝眼（均为患侧）。

配穴 阳陵泉、阴陵泉、梁丘、血海、鹤顶、足三里(均为患侧)。

方义 犊鼻是胃经重要穴位之一，主祛风湿、通经活络、理气消肿，多应用于下肢瘫痪、膝关节炎。内膝眼穴是经外奇穴，有活血通络、疏利关节的功效，缓解治疗膝痛、下肢麻木等作用。阳陵泉是足少阳之脉所入为合的合上穴，为八会穴之筋会，主要治疗下肢痿痹、麻木、膝膑肿痛等。阴陵泉为脾经合穴，配伍阳陵泉穴可治膝痛。血海有化血为气，运化脾血之功能，可主治膝股内侧痛。梁丘为胃经的郄穴，配合血海、犊鼻共奏活血化瘀、祛风散寒、调畅经络的效果。足三里为胃经的合穴，为强身健体的要穴，老年人脏腑亏虚，气血不足，针刺该穴起到了调理脾胃、补中益气的效果。鹤顶穴是经外奇穴，有祛风除湿，通利关节的功效，缓解治疗膝痛、腿痛、下肢麻痹、瘫痪等。诸穴合用，共奏祛风除痹，活血通络之效。

操作

1. 毫针:治疗过程中操作者应该协助患者取仰卧体位，并保证其处于膝关节放松体位，进针角度为垂直进针，在其出现酸胀感后运用提插补泻手法实施治疗。

2. 电针:采用某种型号电针仪，选取犊鼻、内膝眼(一对电极)及 2 个配穴(另一对电极)连接电针仪，采用疏密波，频率 2/100 Hz，电流强度以针柄出现轻微颤动为度。

医案

汪某，女，57 岁，职员，2022 年 9 月 25 日初诊。

主诉 双膝关节疼痛伴活动不利半年余，加重 1 周。

现病史 患者半年余前无明显诱因下出现膝关节酸痛不适，活动不利，晨起感僵硬，半小时后可稍缓解，曾于当地卫生院就诊，查膝关节 X 片提示：关节间隙变窄、关节缘骨赘形成。予外用止痛药膏对症治疗后可缓解，当上症时有反复。1 周前自觉上症较前加重，双膝关节刺痛难忍，时感双膝关节发凉感，上下楼梯时疼痛尤甚。膝关节屈伸活动时可及摩擦音。今至张奕主任门诊就诊。现患者主要表现为双膝关节疼痛，以刺痛为主，伴活动不利。病来无畏寒发热，无尿频、尿急、尿痛，无潮热盗汗，无四肢关节游走性疼痛等。胃纳可，二便调，舌暗红苔少，舌下络脉瘀滞，脉沉细涩。

查体　双膝关节无畸形红肿，肤色及皮温正常，双膝关节周围广泛压痛，膝关节过伸试验（+），可闻及骨摩擦音，浮髌试验（一），抽屉试验（一），回旋挤压试验（一）。

治疗　采用上述验方，刺法同上；同时犊鼻、内膝眼予以温针灸，每次灸 2 壮；阳陵穴、阴陵泉加施电针，疏密波，频率 2/100 Hz，强度以患者感到舒适为度，留针 30 分钟，每周治疗三次。嘱其治疗期间，注意膝关节保暖，避免爬楼梯、运动等。治疗 9 次后，患者告知疼痛明显缓解，膝关节活动可。嘱其避风寒、避免剧烈运动，继续巩固治疗 3 次。

按语

祖国传统中医学把本病归类于中医诊断学的“骨痹”范畴，又可将其称为“膝痹”“鹤膝风”等。《素问·长刺节论篇》曰：“病在骨，骨重不可举，骨髓酸痛，寒气至，名曰骨痹。”可将此病的病因进行归纳分类，病位受到外来的侵袭为外因，以风寒湿邪为主，而内因则主要是由于肝肾亏虚，筋骨失养，久病失养而导致痰气凝结，瘀血阻滞，该病属本虚标实之证。

针灸是膝关节炎中医治疗过程中的主要方法，从中医角度分析这一治疗方法可以达到活血、除湿、通络的目的，从现代医学角度出发，针灸可以起到镇痛、抗炎的效果，促进局部的血液循环，加快了炎症的吸收，与此同时针灸可以加快对受损组织的修复，调节免疫功能的效果相对较为显著，促进了骨组织的休息和再生，取得了相对较为理想的治疗效果。

本方的关键是犊鼻、内膝眼的针刺操作。使得针刺得气感向膝关节关节腔内传导，从而达到理想的针刺效果。同时行针灸治疗前需嘱患者摆放合适体位，膝关节呈微曲状态，充分暴露膝部，有利于进针得气，避免因体位不当导致无明显针感，甚至出现滞针、晕针等情况。

七 肱骨外上髁炎

肱骨外上髁炎，又被称为“网球肘”，主要由局部肌肉、肌腱因长期劳损产生无菌性炎症引起，最常见于年龄为40～60岁的中老年人群。主要临床表现为肘外侧疼痛、关节麻木酸痛、重着、屈伸不利等，甚至关节肿大变形，严重影响患者的生活质量。此病在我国的发病率较高可能与我们国家人们的劳作方式有关，长期重体力劳动，且习惯性用右肘出力，导致肘关节长期劳损而发病。针灸治疗网球肘的临床疗效明显，能有效缓解甚至消除患者肘关节疼痛，改善肘关节功能，且它具有疗效稳定、复发率低、安全性良好等优势，患者易于接受，因此被广泛应用于临床。

诊断

1. 有前臂伸肌的慢性牵拉损伤史，症状随病程增加而加重。

2. 肱骨外上髁部的明显压痛或疼痛，且疼痛可波及至肱骨外上髁的两侧或前臂，患肢握拳、伸腕或者前臂的旋前、旋后时加重。

3. Mills阳性。

4. 肘部X线片显示正常。

验方

主穴 手三里、曲池、肘髎、阿是穴(患侧)。

配穴 合谷、外关(患侧)。

方义 方中“合谷”位于手背部，属远端取穴，行气力量强，针刺合谷能疏通肘部经络，调畅气血。“手三里”“曲池”“肘髎”是肱骨外上髁局部的穴位，肱骨外上髁位于肘外侧属手阳明大肠经所过之处，这三个穴位恰是阳明经之穴，所以可治本经循行部位疾病，疏通经络，调和阴阳。“手三里”“曲池”“肘髎”的解剖位置是前臂肌起始部，针刺可促进局部炎症吸收。“外关”属手少阳三焦经穴位，三焦经绕行肘臂部，“外关”，关，关卡也，肘部气血运行所过的关卡，刺激此穴，可治肘部疼痛、上肢痿痹不遂。阿是穴，又称“天应穴”“不定穴”，以疼痛点作为选穴点，即以痛为腧。医生根据患者自觉疼痛部位及通过按压寻摸局部来确定阿是穴，《黄帝内经太素经筋》曰：“输，谓孔穴也……以筋为阴阳气之所资……然邪入腠袭筋为病，不能移输，遂以病居痛处为腧。”经筋为病，当是经脉循行部位出现疼痛等不适，故筋伤取阿是穴也应在经脉循行路线上，经筋局部受邪，气血阻滞，局部失养而发生疼痛、功能受限等，治以疏通局部气血，通络。

操作 嘱患者取坐位，准确定位并充分施术部位，常规消毒皮肤，采用快速进针，其中合谷、肘髎直刺 0.5～1 寸，手三里、曲池、阿是穴直刺 0.8～1.2 寸，各穴均施以平补平泻法，得气后将曲池与阿是穴接某种型号电针仪，波形选择疏密波，2/100 Hz，强度以患者感到舒适为度，留针 30 分钟；曲池可施予温针灸，2 壮/次；以上疗法隔天 1 次，每周治疗 3 次，10 次为 1 个疗程。

医案

张某，女，47 岁，家庭主妇，2022 年 5 月 19 日初诊。

主诉 右侧肘关节疼痛伴活动受限半月余。

现病史 患者自诉半月余前晨起后出现右侧肘关节疼痛，尤以右前臂旋前时疼痛加重，予热毛巾局部热敷后，疼痛可稍缓解，但仍反复发作。为求进一步治疗，遂于张奕主任门诊就诊。刻诊：右侧肘关节疼痛，呈持续性酸胀痛为主。右前臂旋前时疼痛加重，疼痛视觉模拟(VAS)评分为6分,余无不适。病来,精神可,胃纳寐可,二便调。

查体　右肘关节无明显红肿,局部皮温正常,右肱骨外上髁处明显压痛(+),右肱二头肌腱桡侧缘明显压痛(+),右喙肱韧带轻度压痛。舌淡、苔微腻,舌下脉络曲张,脉弦涩。

治疗　采用上述验方,上述刺法,曲池、阿是穴行针至强烈得气感,加施电针,同时曲池加予温针灸2壮,第一次结束治疗后,患者即诉疼痛较前缓解明显。每周治疗3次,治疗期间,嘱患者多休息,勿受寒凉,注意患肘部保暖,避免肘部拧毛巾、干家务等剧烈运动;在治疗第8次时,患者感疼痛基本缓解,VAS评分为1分,再嘱其巩固治疗2次。

按语

肱骨外上髁炎是现代医学命名,属于中国传统医学中的"肘痛""肘劳""肘痹",属于"筋伤""痹症"等范畴。《景岳全书》云:"痹者,闭也,以血气为邪所闭,不得通行而病也。"网球肘的发病机制主要为劳累过后气血耗伤、营卫不固,加之风寒湿等邪气在正气内虚的情况下侵犯人体经络,进而出现该部位气血运行受阻、经络受损发为本病;或因某些剧烈活动,如频繁做旋前、伸腕等动作,而导致肘部脉络受损、气血阻滞。由此可见病因有二,或气血耗伤、不荣则痛,或气滞血瘀、不通而痛。

因本病的病机本在筋脉瘀阻,不外乎不通则痛及不荣则痛,而针灸具有疏通经络,活血行气止痛之功效,在网球肘的临床治疗中已被广泛应用。大量的临床研究及实验研究证实了针刺对神经病理性疼痛、炎性疼痛、癌性疼痛等有着良好的治疗效果,其镇痛效果也受到了国际上的认可。

本方操作的关键是曲池、肘髎、阿是穴的针刺操作,阿是穴的定位要精准,使针感向患侧前臂及上臂传导,从而取得良好的治疗效果;针刺时操作时手法宜轻柔,避免刺激太强烈而导致患者晕针、滞针等现象发生。

八 腕管综合征

腕管综合征是发生于手腕的周围性神经病变，主要形成原因是因处于腕部的正中神经被卡压，从而导致神经传导功能异常，表现出指端麻木、握持无力、手掌疼痛、肌肉萎缩等症状。随着互联网模式的普及，机械自动化的推广，甚至人们日常工作与生活中鼠标和手机的广泛使用，绝大多数以前需要的体力劳动简化为动动双手，依靠器械就可完成的工作。而正是由于这些模式的改变，拇指和食指的反复机械操作，手腕部的重复性抓握动作导致本病的发病率逐渐增高。有数据表明，如果每天持续使用鼠标或手机 2 小时以上，就会对腕部造成不同程度的损伤。而我们大可来看看周围的工作生活环境，使用鼠标和手机的人比比皆是。针刺是治疗腕管综合征的常用方法之一，其对穴位产生的刺激作用能疏通经脉，刺激神经反馈，起到良好的镇痛效果。

诊断

1. 临床表现：桡侧 3 个半手指的感觉异常、麻木或疼痛，疼痛有时会向前臂放射；或麻痛症状夜间加重，有夜间麻醒或痛醒史；通过改变手腕姿势或摆动手腕可以缓解症状。

2. 查体：患者腕部正中神经 Tinel 征或 Phalen 征检查提示阳性，大鱼际肌群感觉减退、肌力下降甚至肌肉萎缩。

3. 辅助检查：神经电生理检查显示腕掌侧近端腕横纹到拇短展肌的神经传导速度时间间隔大于 5 ms，或超声、CT、MRI 等检查提示腕部正中神经受到卡压。

验方

主穴　大陵、曲泽、偏历、合谷、阳溪、鱼际、手三里、外关、内关（患侧）。

配穴　足三里、外劳宫、劳宫（患侧）。

方义　根据治痿独取阳明的理论，取患侧偏历、合谷、阳溪、鱼际、手三里、足三里进行针刺，偏历属手阳明经上的穴位，治疗范围广，可治疗表里经诸证，对手臂酸痛、拘挛、麻木、上肢关节等病变均具有独特的治疗作用；合谷是手阳明经上的原穴，擅长治疗循经所过的上臂、肩前、食指疼痛及活动不利，与足三里合用，取同名经同气相求之意，发挥调理气血和濡养肢体经脉的治疗作用；阳溪属于手阳明大肠经穴位，有舒筋活络之功，对手腕疼痛有独特的疗效；鱼际穴位于手掌，针刺能够起到近治作用，对手指挛痛有确切的治疗效果；手三里属于手阳明大肠经上的穴位，针刺该穴能获得较强的针感，有调和气血、疏经通络之功，对多种急性痛症有良好的治疗作用。另选大陵、曲泽、外劳宫、劳宫、外关、内关穴，上述穴位沿正中神经支配区走行，针刺之能够刺激正中神经，有助于改善腕管活动功能。

操作

患者取仰卧位，对各穴位酒精消毒后，使用一次性毫针（规格0.30 mm×40 mm）透刺外关、内关穴与外劳宫、内劳宫穴，其余穴位常规针刺进针。得气后连接某种型号电针仪，波型选择疏密波，2/100 Hz，强度以患者感到舒适为宜，治疗时间约30分钟。隔日一次，每周治疗3次，10次为1个疗程。

医案

赵某，女，37岁，公司职员，2022年8月16日初诊。

主诉 右手5指不能对拢，伴麻木无力半年余。

现病史 患者自诉半年前上班打字时出现右手拇指、食指、中指桡侧指端麻木，伴间歇性疼痛，未予重视，后相继累及整个手掌持续性麻木疼痛，右手5指不能对拢伴麻木无力，曾于当地医院骨科就诊，诊断为"腕管综合征"，予药物消肿止痛、局部封闭治疗后，效果一般，现于张奕主任门诊就诊，刻下症见：右手5指不能对拢伴麻木无力，握拳不能，右手掌持续性麻痛，以拇指、食指、中指桡侧麻痛为主，不能持筷夹菜，不能握笔写字，拖动鼠标、操作键盘时右手腕关节桡侧疼痛明显，并向前臂放射，痛时难眠，诸症劳累后加重。胃纳可，眠一般，二便调，舌暗紫有瘀斑，少苔，脉弦涩。

查体 颈椎CT正常；屈腕试验（Phalen征）、腕部叩击试验（Tinel征）均为阳性。肌电图示：右桡神经、正中神经受损，神经传导速度为59.6 m/s。

实验室检查 未见明显异常。

治疗 采用上述验方，刺法如上述，电针选取大陵、内关为一对，合谷、外关为一对。6次治疗后，患者右手掌麻痛明显减轻，余症缓解，可持筷夹菜；10次治疗后，患者右手掌麻痛消失，5指正常对拢，可握笔写字，打字如常，诸症痊愈。随访半年未复发。

按语

古代中医对腕管综合征没有明确的病名。根据其病因病机，可将其归类于"痹证"的范畴，《内经》中已提出"痹"之病名，《素问·痹论篇》记载："风寒湿三气杂至，合而为痹也。"可见痹证因风、寒、湿等邪气侵袭而致，东汉医学名家华佗在《华氏中藏经》中讲"痹者，闭也"，指出痹证因邪气闭阻经络，而致影响气血运行闭塞、不畅，《素问·痹论篇》曰："痹在于骨则重；在于脉则血凝而不流；在于筋则屈不伸；在于肉则不仁；在于皮则寒。"即痹证可导致肢体、筋骨、关节、肌肉等处发生疼痛、重着、酸楚麻木、关节僵硬等。因外邪侵袭而致腕部闭阻引起疼痛、麻木，与痹证的定义相符。根据腕管综合征的病位,可将其归类于"经筋病"范畴。《素问·痿论篇》曰:"宗筋主束骨而利机关也。"概括经筋具有约束骨骼、伸缩关节、维持机体正常运动等作用。《灵枢·经筋》曰:"经筋之病,寒则筋急,热则弛纵不收。阳急则反折,阴急则俯不伸。"可见经筋病主因寒热致病,筋急、筋纵即是症状,主要涉及运动系统与神经系统,腕管综合征表现的疼痛、麻木、屈伸困难属于筋急,后期出现的大鱼际肌萎缩属于筋纵,符合经筋病表现。

针刺能有效缓解腕管综合征患者临床症状,改善腕部局部血液循环,解除组织粘连,促进炎症因子吸收,减轻神经水肿及腕管内高压状态。电刺激可加速局部血液循环,恢复神经肌肉功能,改善肌肉萎缩。电针疗法兼具针刺及电刺激的优势。

本方的关键是外关、内关、外劳宫、劳宫的针刺操作。外关透内关、外劳宫透劳宫,使得气感向患者手腕部传导,同时向掌背手指、肩肘放射,从而达到较为理想的治疗效果。针刺手法宜轻柔温和,不可过度刺激,引起患者晕针、滞针等不良针灸事件发生。

九　屈指肌腱狭窄性腱鞘炎

屈指肌腱狭窄性腱鞘炎又称“扳机指”，多见于手工劳动者，其病因多因为手指的频繁屈伸活动导致肌腱和腱鞘反复摩擦引起的一种无菌性炎症病变，导致腱鞘发生水肿、出血、渗出等，长期反复形成慢性纤维结缔组织增生、肥厚、粘连等变化。其临床特征是在患指屈伸活动中出现疼痛、弹响，形成手指屈伸功能障碍，是骨科的常见病和多发病。本病最常发生在优势手的拇指或环指，女性比男性更常见，且最常发生于 50～60 岁的人身上，这可能与更年期女性肌腱修复能力差、家务工作等手部劳作活动较多有关。针灸疗法是传统中医疗法中的一种，具有操作简单、安全性高、疗效好、无不良反应等优点，可用于治疗早期或症状不明显的屈指肌腱狭窄性腱鞘炎，具有疏通经络、活血化瘀的作用，能够有效缓解疼痛症状，临床上配合电针和艾灸等方法更能增强疗效。

诊断

1. 局部疼痛、压痛、活动痛，并可触及结节，且可随手指屈伸活动而活动。

2. 手指伸屈活动受限，早晨起来较重，活动或劳累后症状亦见加重。

验方

主穴　阳溪、合谷、列缺(均为患侧)。

配穴　阿是穴、手三里、曲池(均为患侧)。

方义　阿是穴、阳溪、手三里、列缺位于腕关节周围，穴位所在，主治所能；曲池、合谷为手阳明大肠经穴位，大肠经经脉循行过腕部，经脉所过，主治所在；阳明乃多血多气之经，施行温针灸能令气血调和，使阳气振奋，经络得到疏通，祛瘀止痛；诸穴配合应用，具有行气活血、舒筋通络、温经散寒、解痉止痛的作用。

操作　患者采取坐位，针刺得气后，阿是穴、阳溪、曲池、合谷、手三里、列缺施提插捻转泻法；取阿是穴时摸到压痛硬结，则在硬结周围分别围刺 3 针，针刺 0.3～0.5 寸，用补法，加温针灸，灸 2 壮，电针取穴取阳溪、合谷，采用疏密波，频率 2/100 Hz，留针 30 分钟；隔日 1 次，10 次为 1 个疗程。

医案

许某，女，39 岁，工人，2022 年 9 月 19 日初诊。

主诉　右手拇指疼痛伴屈伸受限 1 年余。

现病史　患者自诉 1 年余前无明显诱因出现右手拇指掌侧疼痛、肿胀，逐渐加重直至活动受限，无发热，曾在当地诊所行针灸、理疗、封闭、口服止痛药等治疗，均无明显效果，遂来张奕主任门诊就诊。刻下：右手拇指疼痛，屈伸受限，胃纳可，夜寐安，二便调。舌淡苔薄，脉弦。

查体　右手拇指屈伸受限，屈伸时可听到“弹响”声，右手拇指掌侧第 1 横纹处有压痛，并可触及一直径约 5 mm 的硬结节。

治疗　采用上述验方，上述刺法，阳溪、合谷处接一对电针，波型选取疏密波，频率 2/100 Hz，强度以患者感到舒适为度；阿是穴处分别围刺 3 针，针刺 0.3～0.5 寸，用补法，加温针灸，灸 2 壮，留针 30 分钟；隔日 1 次，每周治疗三次。嘱其治疗期间，避风寒，注意休息，避免右手拇指剧烈运动。针刺治疗 7 次后，疼痛减轻，9 次后右手拇指活动基本恢复正常。嘱其继续巩固治疗 3 次，临床症状消失，功能恢复正常。随访 3 个月症状未复发。

按语

屈指肌腱狭窄性腱鞘炎在传统古代医学并没有具体记载此病名，现根据此病因及症状特点归于“筋伤”范畴，在关节部位的痛症又归属于“痹症”范畴，不通则痛，不荣则痛。从经络学说，可认为肌腱腱鞘属于“经筋”的范畴，能调节机体关节活动。经络分布全身，能把机体紧密地连接起来，这样经络运行气血达到整个机体，调节机体的关节的运动。《素问·痿论篇》载：“宗筋主束骨而利机关也。”《素问·五藏生成篇》载：“诸筋者，皆属于节。”揭示了经络与人体的密切联系，同时对肢体活动和筋骨的功能作用有影响。古代医家普遍地认为，伤筋的病因主要有内因、外因两个因素。局部急、慢性损伤，筋脉受损，气血疲滞，日久则导致筋聚、筋结。在外为风寒湿等外邪侵入腠理经络，寒凝经脉，经脉疲阻，经络不通会导致局部气血运行障碍，不通则痛；在内为久病不愈，气血亏虚，气血不能濡养经脉，不荣则痛，内外二因相互作用，则发为本病。《素问·痹论篇》中也指出：“风寒湿三气杂至，合而为痹也。”《素问·宣明五气篇》曰：“久视伤血，久卧伤气，久坐伤肉，久立伤骨，久行伤筋，是谓五劳所伤。”《素问·五藏生成篇》云：“人卧血归于肝。”王冰解释为，血能濡养筋脉，而肝脏是藏血处所，筋脉得不到血的濡养，则肢体拘挛疼痛。

针灸治疗屈指肌腱狭窄性腱鞘炎疗效肯定，对于本病具有良好的临床应用价值，能明显缓解局部疼痛，对解除活动障碍有较好效果。针灸的多种方法相对于手术疗法具有不良反应小、患者依从性高、远期复发率低等优势，尤其针对有激素禁忌证的患者运用针灸治疗更为合适。如能综合运用针灸的多种治法，疗效更佳。

本方的关键是阿是穴的针刺操作，阿是穴定位为压痛硬结处，围刺 3 针后施以温针灸效果较佳。其他诸穴行针后，使针感向患侧掌背手指前部传导放射，可达到较为满意的针刺疗效。针刺时动作宜温和，避免粗暴行针，致使患者出现晕针、滞针等不良情况。

十　强直性脊柱炎

强直性脊柱炎属风湿病学科常见病种，是一种慢性进行性发展的自身免疫性疾病，主要侵犯骶髂关节、脊柱骨突、脊柱旁软组织，并可累及外周关节、肌腱韧带附着点及其他组织，伴发关节外表现。临床主要表现为腰、背、颈、臀、髋部疼痛及关节肿痛，严重者可发生脊柱畸形和关节强直。强直性脊柱炎发病机制不明，就目前的研究分析来看，其发病与免疫因素、遗传因素、感染因素等有关。近年来通过功能锻炼和中医特色疗法等绿色疗法逐渐受到人们重视，中医的特色疗法也广泛运用于临床，针灸疗法是中医特色疗法的重要组成，针灸治疗强直性脊柱炎的效果佳且安全性良好，不良反应小，无肝肾功能损害、药物耐受等不良反应，且费用便廉，为治疗强直性脊柱炎提供安全、可靠、有效、经济的治疗手段。

诊断

1. 临床标准：①腰痛及晨僵3个月以上，活动后改善，休息后无缓解；②腰椎前后及侧屈方向活动受限；③胸廓活动度小于同年龄及性别正常值。

2. 骶髂关节X线分级：①0级：正常；②Ⅰ级：可疑性表现；③Ⅱ级：轻度异常，可见局限性侵蚀、硬化，但关节间隙正常；④Ⅲ级：明显异常，有侵蚀、硬化、关节间隙增宽或狭窄、局部强直等1项或多项改变；⑤Ⅳ级：严重异常，完全性的关节强直。

确诊强直性脊柱炎：双侧Ⅲ—Ⅳ级骶髂关节炎伴1项（及以

上）临床标准，或单侧Ⅲ—Ⅳ级或双侧Ⅱ级骶髂关节炎伴第①项或②＋③项临床标准者。

3. 分期标准：①早期：脊柱的功能及活动度受限，X线示骶髂关节间隙欠清晰，椎间小关节无改变或仅有关节间隙的改变；②中期：脊柱活动度受限甚则部分强直，X线示骶髂关节锯齿样变，部分韧带出现钙化，椎体呈方形，小关节骨质的破坏，间隙逐渐模糊；③晚期：脊柱强直或驼背，X线示骶髂关节融合，脊柱竹节样变。

验方

主穴　腰L3—L5华佗夹脊、脊中、身柱、大椎。

配穴　督俞、肾俞、腰俞、膈关、阳陵泉、阿是穴。

方义　华佗夹脊位于脊柱旁开0.5寸，在第1胸椎至第5腰椎棘突下两侧，共34个穴位。上胸区域穴位主治上肢及心肺疾病，下胸区域穴位主治胃肠疾病，腰部区域穴位主治脊柱、腰及下肢疾病。针刺腰L3—L5华佗夹脊穴可缓解脊柱周边肌肉痉挛，调节局部气血运行，减轻炎症反应，通畅脉络，强健腰脊。脊中、身柱、大椎属督脉，沿脊柱行走，针刺其使针感直达病所，传至脉络，可振奋气机、舒筋活络，促进机体局部微循环，调节机体免疫，保护骨骼细胞，提高脊柱稳定性。阳气津液由督俞输入代谢，气血由肾俞外输膀胱经，腰俞为脉气转输之处，膈关为阳气汇聚之所。针刺督俞、肾俞、腰俞、膈关具有补益肾阳、活血化瘀、温阳化气的作用，可改善机体微循环，调节气血运行，减轻炎症反应，修复受损骨骼。

操作　嘱患者取俯卧位，充分保留腰背部，穴位常规消毒，腰L3—L5华佗夹脊直刺0.5寸，得气后行提插捻转补法，以下肢有放射性酸麻疼痛感为佳。针尖与皮肤呈60°角向上斜刺脊中、身柱、大椎1寸，得气后采用平补平泻法。针尖与皮肤呈45°朝脊柱方向斜刺督俞、肾俞、腰俞、膈关0.8寸。向下斜刺阳陵泉1.5寸，采用提插泻法，以有发麻、放电样感觉向下放射至足外踝处为佳。直刺阿是穴1寸，采用上下提插强刺激手法，提插幅度为0.5寸。

电针选取双侧夹脊穴，疏密波，2/100 Hz，强度以患者感到舒适为度。每次治疗 30 min，隔日一次，10 次为 1 个疗程。

医案

王某，女，26 岁，银行职员，2022 年 3 月 26 日初诊。

主诉　腰骶部疼痛、僵硬 1 年余，加重 1 周。

现病史　患者自述 1 年前因受凉后出现腰部疼痛，夜间加重，晨僵，休息未见缓解，活动后缓解，未予以重视，其间病情反复，脊柱强直，后出现骶髂关节疼痛，行走不利，伴颈项不适，活动受限，就诊当地医院，间断口服消炎止痛药治疗，效果不佳。1 周前因劳累后上述症状加重，腰背部僵硬、疼痛，弯腰不利，骶髂关节疼痛，足跟痛，行走后加重，颈项不适，活动受限，双下肢乏力明显，伴口干、口苦，纳差，胸闷，无心慌气短等不适，寐可，二便调。舌暗，苔黄厚腻，脉细滑。

查体　腰椎及颈椎各向活动受限，骶髂关节压痛（+），骨盆挤压试验（+），双侧 4 字试验（+），Schober 试验：4 cm，枕墙距：0.1 cm，指地距：40 cm。HLA - B27（+），ESR：112 mm/h。

辅助检查　骶髂关节 CT 示：双侧骶髂关节炎。

治疗　采用上述验方，刺法同上，电针选取双侧夹脊穴，疏密波，2/100 Hz，强度以患者感到舒适为度。肾俞、腰俞、阿是穴加予温针灸，灸 2 壮。每周治疗 3 次。嘱其治疗期间，避风寒，注意休息，避免搬重物、剧烈运动。治疗 8 次后患者症状明显好转，复查 ESR：45 mm/h。Schober 试验：7 cm，枕墙距：0 cm，指地距：16 cm。11 次后基本痊愈。随访未见明显疼痛。

按语

强直性脊柱炎属于中医学“骨痹”“腰痛”“肾痹”“督脉病”等范畴。强直性脊柱炎的病位主要在脊背、腰骶及脊柱所属的筋与骨，与督脉、肝肾等经络、脏腑有密切联系。其外因多是由于风、寒、湿等邪气侵袭机体、经络而致病证，正如《素问·痹论篇》曰："风寒湿三气杂至，合而为痹也。"内因多是由于肝肾不足、肾督虚寒而致。肾藏精，主骨，肝藏血，主筋，督脉统帅一身之阳，若筋骨失于精血及阳气温养，故腰背冷且痛而发为骨痹。腰为肾之府，肾督阳气虚寒，腰骶部易于感受外邪。且督脉行于后背正中线而"贯脊属肾"，若督脉阳气亏虚，风寒湿等邪侵袭腰脊而发为脊痹，《素问·骨空论篇》曰："腰痛不可以转摇……督脉为病。"多数患者存在体质偏颇，其中以阳虚质、气虚质居多，并认为气虚质、阳虚质是强直性脊柱炎发病的重要因素。因此，内外合邪是强直性脊柱炎发病的重要特点，正所谓"邪之所凑，其气必虚"。强直性脊柱炎日久，肾阳亏虚累及脾阳，脾胃运化失常，体内聚湿成痰并可郁而化热，或因饮食、体质等因素蕴生湿热，痰热、湿热日久煎熬津液而形成痰瘀交着之证而缠绵难愈，甚则终致残疾或日久内舍于脏腑，而致形坏脏败。

针刺是中医的特色疗法之一，其作用原理为通过刺激体表穴位，激发体内的经络系统，从而调和阴阳气血，改善脏腑功能，具有安全有效、操作方便等优点。

本方的关键是夹脊穴的针刺操作。使针感向腰背部及下肢传导、放射，可达到较为满意的针刺疗效。针刺时动作宜温和，切忌暴力施针，从而出现晕针、滞针等不良情况。

十一 腰椎间盘突出症

腰椎间盘突出症是指腰椎间盘退行性改变后，在外力作用下，纤维环部分或全部破裂，单独或者连同髓核、软骨终板向外突出，刺激或压迫神经根引起的以腰腿痛为主要症状的一种病变。临床上多表现为患侧自腰部沿坐骨神经所分布的区域放射性疼痛，其疼痛表现为阵发性或持续性，可伴有下肢反射减退、肌力减弱、感觉障碍、疼痛等，咳嗽、喷嚏等腹压增加时临床表现更加明显。在当前社会快节奏的生活及多种类的工作方式的背景下，腰椎间盘突出症的患病率正持续增加，且青中年人群成为本病的高发群体。本病不但会有身体上的不适，也带来心理、经济上的困扰，严重降低了患者的生命质量，同时会对社会生产力造成巨大影响。现代医学治疗本病主要有保守和手术疗法，目前公认的首要治疗方案为保守治疗，少数患者经保守治疗后反映效果欠佳，疼痛难耐，又或存在神经功能严重损伤者，可选用手术介入治疗。针灸具有绿色有效、操作简单、安全实惠等优点，能有效缓解患者腰腿疼痛，提高患者生活和工作质量，因此获得了广泛认可，在保守治疗中发挥着不可替代的作用。

诊断

1. 腰部活动受限或代偿性侧凸，伴有急性或慢性腰背部疼痛。

2. 下肢放射性疼痛，疼痛位置与相应受累神经支配区域相符。

3．下肢感觉异常，相应受累神经支配区域皮肤浅感觉减弱。

4．直腿抬高试验、直腿抬高加强试验或股神经牵拉试验阳性。

5．腱反射较健侧减弱。

6．肌力下降。

7．腰椎 MRI 或 CT 显示椎间盘突出，压迫神经与症状、体征受累神经相符。

前 6 项标准中符合 3 项，结合第 7 项，即可诊断腰椎间盘突出症。

验方

主穴　腰阳关、大肠俞、肾俞、委中(以上皆为患侧)，阿是穴。

配穴　秩边、承山、昆仑、至阴、环跳、阳陵泉、悬钟、丘墟、命门、血海、三阴交、足三里(以上皆为患侧)。

方义　阿是穴为局部取穴，与腰阳关、大肠俞同用可疏导局部经筋络脉之气血，以治病求本；腰为肾之府，肾俞可壮腰强肾，固本培元；腰背委中求，委中穴可疏通腰部经脉气血；秩边、承山、昆仑、至阴、环跳、阳陵泉、悬钟、丘墟为辨经取穴，疏导本经痹阻不通之气血，达到“通则不痛”的治疗目的；命门、血海、三阴交、足三里为辨证取穴，诸穴相配，标本皆治。

操作　患者取俯卧位，常规消毒，选用 0.3 mm×75 mm 一次性无菌针灸针直刺大肠俞，当针下得气感强烈或是患者自觉酸麻重胀时，可继续行针 3～5 秒，直至针下肌肉痉挛较前缓解后，将针逐层缓慢提至皮下，不出针，改变进针角度，依次向前、后、左、右四个方向分别以上述手法进行针刺，以患者得气为度，结束后直刺留针。秩边、环跳深刺 2～3 寸，通过调整针刺方向，使触电感放射至足。腰阳关针刺得气后采用提插泻法，肾俞针刺得气后采用提插补法。留针 30 min。去针后，复取俯卧位，在腰部及患侧下肢选取病理性络脉或局部压痛明显且肤色暗沉的部位以梅花针叩刺，出血后以 3 号灌吸拔 10 min，出血 5 mL 左右。隔日 1 次，10 次为 1 个疗程。

医案

廖某，女，32 岁，职员，2021 年 7 月 16 日初诊。

主诉 腰痛伴右下肢痛麻 1 年余，加重 2 天余。

现病史 患者 1 年余前因长期姿势不当损及腰部，出现腰部疼痛，伴右下肢放射痛，活动不利，劳累后加重，卧床休息时稍缓解，未予重视，后逐渐加重，出现右下肢麻木。2 天余前抱小孩后，上述症状加重，曾于市一医院行腰椎 MR 示：L5/S1 椎间盘突出，椎管狭窄。予以消炎止痛、营养神经等药物治疗及休养后未见明显改善，故慕名前来寻张奕主任医师求诊。刻下：患者腰部疼痛，伴右下肢放射痛，外侧为主，俯仰转侧及行走不利，胃纳及夜寐欠佳，二便调，舌紫苔薄白，舌下络脉瘀滞，脉涩。

查体 L5、S1 棘突间及椎旁压痛（＋），右直腿抬高 30°，加强试验（＋），右下肢肌力稍减弱，左下肢肌力、浅感觉未见明显异常。

治疗 证属气滞血瘀证，治以活血化瘀，通经止痛。采用上述验方，每周治疗三次。针灸 1 次后，患者即诉疼痛舒缓。从第二次治疗开始，肾俞-大肠俞、环跳-阳陵泉接 2/100 Hz 电针，强度以患者舒适为度。嘱其治疗期间，避风寒，注意休息，避免搬重物、剧烈运动。10 次后基本痊愈。

按语

祖国医学中并未有“腰椎间盘突出症”之称谓，其症状与古医籍中论述“腰痛”“痹症”等症状相似，应属其范畴。《素问·刺腰痛篇》所载足太阳经、足少阳经及其各自支脉别络病变均可致腰痛。足太阳经挟脊下至腰中，循膂贯臀至委中，发生病变则腰痛引脊尻，背似负重不能直；足少阳经有支别结于腰骶部，发生病变则腰渐渐不能前后俯仰。故而张奕主任医师宗“经脉所过，主治所及”之旨，选取足太阳膀胱经、足少阳胆经经穴治疗本病为主。

西医认为本病发生多由于局部病变对神经根产生机械压迫，造成神经根炎症，从而出现疼痛。针刺能缓解肌紧张，相对地松弛或增宽椎间隙，促进髓核的回纳，以解除或减轻机械压迫。此外，针刺还能激发神经冲动的传导，释放体内激素，促进病变部位炎症吸收，改善局部血供。

本方的关键是大肠俞、环跳、秩边的操作。大肠俞采用恢刺法，在病变部位局部旁进行多角度针刺，深入病灶，扩大了局部针刺的范围，加大了穴位的刺激量，通过多个方向的刺入，能够在更大程度上的松解病变处的粘连，舒缓局部紧张痉挛的状态，使局部组织气血得以正常循环，邪气得以疏散，更能恢复其营养供给，以达到通则不痛的疗效。

十二 梨状肌综合征

梨状肌综合征指各种原因导致梨状肌损伤，使梨状肌充血、水肿从而压迫坐骨神经，而产生的以梨状肌损伤和坐骨神经压迫症状为主症的疾病，主要表现为患侧臀腿部疼痛，坐位时加剧，疼痛呈火烧样或刀割样，可以放射至下肢，引起行走困难、跛行等，属于周围神经卡压综合征。流行病学研究显示，本病好发于中老年群体，但近年来随着生活、工作方式的变化，患者群体逐渐趋于年轻化，发病率逐年增长，尤其在久坐工作及体力劳动人群最为常见。本病病情复杂、易反复发作，对患者的生活、工作及心理造成很大影响。目前临床上西医治疗本病多采取保守疗法，包括服用非甾体类抗炎药物、神经阻滞等多种方式，但疗效维持时间较短，长期应用不良反应明显；严重者可采取手术疗法，能直接解除局部神经卡压，但存在创伤性、风险高、费用高等问题，患者接受度较低。针灸对于痛症疗效确切，运用针灸疗法治疗梨状肌综合征有着安全有效、耗费低、不良反应小、易于操作等优势，受到广大患者的认可。

诊断

1. 有臀部外伤史或者劳损史，多数患者为急性起病，慢性病程。

2. 表现为臀部疼痛，可向小腿及足部放射，甚至影响活动，出现跛行。

3. 病变部位触及阳性反应结节；严重者可出现跛行、肌力下降、肌肉萎缩及小腿部位的感觉异常；直腿抬高试验(+)。

验方

主穴 阿是穴、环跳(患侧)、秩边(患侧)、居髎(患侧)、委中(患侧)、阳陵泉(患侧)、悬钟(患侧)。

配穴 承扶(患侧)、殷门(患侧)、承山(患侧)、昆仑(患侧)、解溪(患侧)、丘墟(患侧)、照海(患侧)。

方义 阿是穴"以痛为腧"激发局部经气，疏经通络；环跳位于梨状肌部位，为胆经、膀胱经之交会穴，一穴通两经；秩边穴为足太阳膀胱经穴，是治疗腰腿痛要穴，与环跳相配具有调和气血、舒筋活络止痛的作用；居髎为足少阳经穴，少阳主筋，居髎能行气血、利关节；委中为膀胱经合穴，又为四总穴之一，"腰背委中求"就是在说，委中是治疗下肢痹痛的要穴；阳陵泉为筋会，主治一切筋脉病症；悬钟为髓会，能补肾填髓，舒筋止痛。

操作 患者取侧卧位，健侧肢体在下伸直，患侧肢体在上屈髋屈膝，针刺部位常规消毒，臀部肌肉丰厚处选用 0.30 mm×75 mm 一次性针灸针，其余选用 0.30 mm×40 mm 一次性针灸针。阿是穴、环跳、秩边针刺得气后在顺梨状肌纤维方向，分别在左右各 1 寸的位置直刺 1 针，采用深刺得气。其余穴位直刺后行提插捻转手法，使患者有酸麻重胀感为宜。秩边、环跳行温针灸，灸 2 炷。每日治疗 1 次，7 次为 1 个疗程。

医案

刘某，女，60 岁，退休。

主诉 腰痛伴右下肢疼痛 5 天。

现病史 5 天前受寒后出现腰痛伴右臀及大腿后侧放射痛，进行性加重，于外院行腰椎 MR 示：L4/5 腰椎间盘突出，予药物、理疗后，腰痛缓解，但右下肢疼痛仍存，故慕名前来张奕主任医师处就诊。刻下：右臀及右下肢疼痛明显，右下肢活动受限，行走困难，舌黯苔白，脉弦。查体：腰部压痛（—），叩击痛（—），活动无明显受限。右臀部疼痛拒按，右直腿抬高试验及加强试验（+），梨状肌牵拉试验（+）。行髋部 MR 示右侧臀大肌及梨状肌肌纤维增粗，可见羽状长 T1 长 T2 信号，边缘模糊，提示右侧臀大肌及梨状肌水肿。

治疗 证属寒凝血瘀证，治以活血化瘀、温经通络。采用上述验方，阿是穴一对接电针，秩边-环跳接电针，频率 100 Hz，刺激 30 分钟，起针后在梨状肌体表投影区拔罐。针刺 1 次后，患者自觉臀部及右下肢疼痛减轻，行走较前灵活。继续治疗 1 个疗程后，患者症状基本消失。

按语

“梨状肌综合征”一词为现代医学所提出，中医学将其归属于“痹证”“伤筋”“腰腿痛”等范畴。张奕主任医师认为本病病机多为本虚标实，素体肝肾不足，气血亏虚，筋脉失养；又外感风寒湿邪气，内外合病，造成气血瘀滞，经脉不通，不通则痛。《灵枢·经脉》就有记载，“膀胱足太阳之脉……过髀枢……循京骨至小趾外侧”“是动则病冲头痛……项背腰尻腘腨脚皆痛，小趾不用”。《灵枢·经筋》载：“足少阳之筋……其支者，起于外辅骨，上走髀，前者结于伏兔之上，后者结于尻。”梨状肌和坐骨神经的解剖位置与足太阳膀胱经经脉、足少阳胆经经筋所记载的循行路线相关，经脉所过，主治所及，故治疗本病选择足太阳、足少阳经穴为主。

现代医学认为多种原因可诱发本病，梨状肌受到反复过度牵拉后受损，引起代偿性肥厚、痉挛、粘连、瘢痕形成，从而导致坐骨神经和周围血管受到机械性挤压；或感受风寒导致梨状肌发生痉挛，挤压坐骨神经和周围血管；或因周围组织病变导致慢性炎症。

阿是穴、环跳、秩边采用了齐刺法，《灵枢·官针》曰：“齐刺者，直入一，旁入二……治痹气小深者也。”梨状肌位于臀部深层，且病变范围小，是齐刺法的最佳适应证。齐刺法能够阻断肌腱与肌肉的本体感受器的神经传导，配合温针灸可扩张梨状肌局部血管，减少血小板和红细胞凝聚，降低血液黏稠度，改善血管通透性和微循环，减轻或消除坐骨神经水肿、充血，促进神经根周围炎性介质和致痛物质的清除，消除无菌性炎症，促进神经根结构及其功能的恢复，从而降低肌肉张力，缓解痉挛，消除疼痛，恢复正常的功能活动。行针时采用高频率、大角度捻转手法增强刺激，使针感向下放射至小腿，可以取得较满意的疗效。

十三 急性腰扭伤

急性腰扭伤是指腰部肌肉、筋膜、韧带等软组织因外力作用突然受到过度牵拉而引起的急性撕裂伤，又称“闪腰”“岔气”。常因腰部突然受力或腰部肌肉力量难以承受时发生，造成筋膜、腰骶部肌肉上的附着点、骨膜等急性撕裂；或者是椎间小关节、腰骶关节、骶髂关节紊乱、错位，韧带嵌顿等。临床表现为腰部剧烈疼痛、强迫体位、活动受限。目前西医治疗常采用药物疗法和非药物疗法，药物疗法主要以止痛和缓解肌肉痉挛为目的，常选用非甾体消炎药和肌松药，但往往治疗时间较长，且常伴有胃肠道不良反应；非药物疗法包括卧床休息、物理治疗等，效果一般且症状易反复。针刺治疗急性腰扭伤疗效确切，针刺镇痛以操作简便、疗效迅速、不良反应少的优点而被患者普遍接受。

诊断

1. 有明显急性腰扭伤史。

2. 见于青壮年体力劳动者，下腰段为好发部位。

3. 腰骶部有明显疼痛点和肌痉挛，伴脊柱侧弯以减轻疼痛，有明显的放射性牵涉痛，咳嗽、大小便时加重。

4. 查体有明显的局限性压痛点，肌肉痉挛、僵硬。脊柱侧凸畸形，活动受限。

5. X线平片常无明显阳性发现。

验方

主穴　阿是穴、腰痛点、水沟、委中、膈俞、后溪。

配穴　腰部夹脊穴、肾俞、大肠俞、手三里(患侧)、下 5 区(患侧)、下 6 区(患侧)。

方义　阿是穴可通调局部经脉、络脉及经筋之气血,通经止痛;腰痛点为经外奇穴,能疏通经络,活血化瘀,是治疗腰痛的经验用穴;水沟为督脉穴,为手、足阳明和督脉之会,为治疗腰脊背痛项强直之要穴;委中为足太阳膀胱经穴,“腰背委中求”,可疏调腰背部膀胱经之气血;膈俞为血会,功擅活血祛瘀;后溪为手太阳经输穴,手太阳经和足太阳经互为流注,又为八脉交会穴之一,通于督脉,故能疏通督脉及膀胱经之经气以达止痛之效。

操作　患者取站立位,针刺部位常规消毒,选择 0.30 mm×40 mm 一次性无菌针灸针。先取远道穴位,得气后留针 15～20 分钟,每隔 5 分钟行针 1 次,捻转泻法,留针过程中,令患者在最大范围内活动腰部,以能忍受为度。水沟穴针尖斜向上 45°,进针 8 mm～10 mm,手法强刺激,捻转时局部要有明显酸胀感;腰痛点、后溪直刺 30 mm～40 mm,后溪向合谷透刺;下 5 区、下 6 区平刺进针,以针下有松软感为宜,刺入皮下约 23 mm,要求无得气感。待患者自觉腰部疼痛减轻,局部肌肉紧张感缓解后起针,再令患者取俯卧位,行局部针灸治疗,配合 100 Hz 电针、温针灸、拔罐等活血祛瘀,镇痛止痉。每日治疗 1 次,7 次为 1 个疗程。

医案

张某,30 岁,2021 年 7 月 21 日初诊。

主诉　右侧腰痛伴活动受限 1 天。

现病史　患者 1 天前搬运重物后出现右侧腰部疼痛,疼痛剧烈,伴腰部前屈、后伸、转侧活动受限,行走时疼痛加重,坐立、翻身困难。自行外用云南白药后，症状未见明显缓解，遂来张奕主任医师处求诊。查体：强迫体位，腰椎前屈、后仰受限，右侧腰肌紧张，右侧 L3—L5 椎旁压痛（＋），右侧腰三横突压痛（＋），痛处固定，局部可触及硬结条索状物，直腿抬高试验及加强试验（－）。舌暗红，苔薄白，脉弦涩。

治疗 证属气滞血瘀，治以活血行气、通络止痛。采用上述验方，阿是穴一对接电针，肾俞-大肠俞接电针，刺激 30 分钟，起针后腰部局部拔罐。针刺 1 次后，患者自觉腰痛减轻，活动较前灵活。继续治疗 2 次后，患者腰痛明显减轻，行走、活动基本恢复正常。

按语

急性腰扭伤属于中医学“瘀血腰痛”“腰部伤筋”范畴。《金匮翼》载：“瘀血腰痛者，闪挫及强立举重得之。盖腰者一身之要，屈伸俯仰，无不由之。若一有损伤，则血脉凝涩，经络壅滞，令人卒痛，不能转侧，其脉涩，日轻夜重者是也。”本病多由剧烈运动或负重时姿势不当，或不慎跌扑、牵拉和过度扭转等原因，引起局部皮肉筋脉受损，以致经络不通，经气运行受阻，瘀血壅滞局部而成，不通则痛。本病病位在腰部经筋，基本病机为瘀血阻络。经络具有“内属脏腑，外络肢节”的特性，气血通过经络到达全身各个脏腑、器官，从而营养全身。针灸通过刺激经络腧穴，激发经气作用，气至病所，行气血而通经络，使腰部肌肉得以舒张，组织功能得以恢复。

现代医学研究认为本病发生时，腰部软组织受到急剧的牵拉而出现损伤，引起局部组织细胞渗出、坏死，形成软组织肿胀、血液循环受阻、炎症细胞聚集等，进而引起腰部疼痛、无法屈伸等一系列的临床症状。针刺能够促进局部血液循环，加速炎性因子的代谢，达到减轻局部疼痛，恢复机体功能的目的。

本病在治疗时需明确受累肌肉的深浅层次。浅层肌肉扭伤多以腰部浅压痛、叩击痛为主，伴有活动受限、行走困难，局部针刺时深度宜浅，可配合刺络拔罐；深层肌肉拉伤以深压痛为主，咳嗽可诱发，伴有部分活动受限，局部针刺时深度宜深，可配合温针灸；伴有小关节错位者，可在棘突、关节突、横突周围触及压痛，治疗时需配合手法整复。

十四　弹响髋

弹响髋是指髋关节在主动伸屈活动和行走时，髋部出现听得见或感觉得到的关节内外响声。根据弹响的位置不同，弹响髋分为关节内型和关节外型。关节内型弹响髋临床少见，多由髋臼盂唇撕裂、软骨缺损、游离体和骨折碎片等导致。关节外型弹响髋包括两种类型：一种表现为髂胫束或臀大肌前缘肌腱的增厚部分在大转子上划过时发生弹响，称为外侧型；另一种表现为髂股韧带、髂腰肌肌腱滑过股骨头或髋臼缘时发生弹响，称为内侧型；外侧型弹响髋在临床中最为常见。本病多发于青少年、运动员和活动量突然增加的人群，弹响往往是自发出现，严重者可发展到走一步响一声的程度，对患者精神及生活造成严重影响。但一般无疼痛，如出现疼痛，则常是并发大转子滑囊或髋周软组织无菌性炎症反应。该病的治疗方案分为手术和保守治疗；疾病初起或症状较轻时，一般选择制动、理疗、药物、推拿、针灸、针刀等保守疗法，当保守疗法无效时，考虑行开放手术或关节镜下微创手术，但也存在手术创伤大，术后并发症，远期疗效因人而异等问题。针灸在治疗本病上有着不错的疗效，安全便捷，不良反应较小，因此被广泛应用于临床。

诊断

1. 髋部有慢性运动损伤病史，多为慢性发病，病程较长，常做摩擦髋关节外侧的运动者。

2. 髋关节主动被动运动(屈曲、内收或内旋)时能诱发髋关节外侧弹响。

3. 患侧大转子部可有不适感,疼痛、肿胀,有时向外下方放射到膝部,做转体、伸髋等活动时出现上述症状。

4. 臀部和(或)大转子后有局部压痛,压痛点皮下可触及纵行条索状挛缩带。

5. 髂胫束紧张试验为阳性。

6. 各项生化检查无明显异常增高或降低。

7. X片摄片提示髋关节对位良好,关节间隙等宽,骨质未见明显异常。

验方

主穴　居髎、环跳、风市、中渎、阳陵泉(以上皆为患侧),阿是穴。

配穴　膝阳关、犊鼻、秩边、胞肓(以上皆为患侧),血海、膈俞等。

方义　阿是穴为局部取穴,可激发局部经络气血;阳陵泉为筋会,能舒筋通络;居髎、环跳、风市、中渎均为足少阳经穴,能疏通胆经气血,起到行气活血,通络止痛之效。

操作　患者健侧卧位,常规消毒,选择0.30 mm×40 mm一次性无菌针灸针,直刺进针,得气后行强刺激捻转泻法;居髎-环跳、风市-阳陵泉加电针,频率100 Hz,强度以患者耐受为度,持续30分钟;选取阿是穴行温针灸,灸2炷。每日1次,10次为1个疗程。

医案

赵某,女,35岁,2022年3月11日初诊。

主诉　双髋关节弹响1年余。

现病史　患者1年余前突发双侧髋关节屈伸或行走活动时出

现轻度弹响，未予重视。后逐渐发现弹响加重，且伴有轻度疼痛，但无功能活动障碍。外院建议行手术治疗，患者拒绝，为求保守治疗，慕名来张奕主任医师处就诊。刻下：屈髋及行走时双侧弹响，左侧明显，伴轻度疼痛，活动后自觉下肢疲劳明显。

查体 双侧臀肌萎缩，臀中部呈现凹陷状态，左侧较严重，抬腿时双髋弹响声左侧甚于右侧，双髋大转子部有滑动条索状物，轻度压痛，左大腿髂胫束较右侧紧张僵硬。舌红有瘀点，苔薄黄，脉弦细数。

治疗 证属气滞血瘀，治以活血化瘀，舒筋活络。采用上述验方，每日治疗一次。针刺 4 次后，双侧髋关节弹响减轻，下肢行走后疲劳感减轻；治疗 1 个疗程后，臀部肌肉较前增厚，行走姿势较前有所改善。后改每周治疗 2 次，连续治疗 2 个月后，患者行走基本正常，臀中部肌肉饱满，双侧弹响基本消失。嘱患者治疗期间应注重锻炼臀部肌群、大腿肌群及行走姿势。

按语

中医没有"外侧型弹响髋"这个病名，根据其临床表现，应属于祖国医学"筋病""痹证"的范畴。《灵枢·经筋》有言："足少阳之筋……上走髀……结于尻……其病……前引髀，后引尻。"可见足少阳经筋循行过髋关节，与髋关节生理功能联系密切。长期劳损、感受外邪可致足少阳经气受损，使足少阳经筋病变，气血运行不畅所致，故治以行气活血、通络止痛。足少阳胆经循行与髂胫束走行方向并行，故张奕主任医师认为取足少阳胆经穴治疗本病为主。

针刺具有双向良性调节作用，可调节人体各系统、组织，改善局部肌肉的痉挛状态，可消炎止痛，促进血液循环，改善髂胫束和髋关节局部软组织缺血水肿的状态进而缓解疼痛。《素问·痹论篇》指出"风寒湿三气杂至，合而为痹也"，艾灸对风、寒、湿症均有较好的疗效。一方面，患者灸后"得温而舒"，在疼痛局部起着通穴道、行营卫、驱病邪的作用；另一方面，由点及面，艾灸之温向经络系统传导，产生远道放射、扩散效应，从而起到整体的调节、治病作用。此外，100 Hz 电针能缓解局部肌肉和血管痉挛，起到解痉止痛的作用。

十五　股外侧皮神经炎

股外侧皮神经炎也称“感觉异常性股痛症”，常表现为单侧大腿前外侧下 2/3 皮肤区域感觉异常，如蚁行感、烧灼感、麻木或疼痛等，少数患者可出现双侧症状。虽然股外侧皮神经为纯感觉神经，临床查体以局部感觉过敏、减退或消失为主，不伴有肌肉萎缩和无力，但是此病病程较长，容易反复，时轻时重，易因久站或久行加剧，给人们的日常活动带来极大负担，严重降低了患者的工作效率和生活质量。现代医学治疗有明确病因的患者首选病因治疗。当病因不明时，除疼痛严重者手术治疗之外，主要以药物营养神经和消除炎性反应为主，但疗效欠佳、不良反应大且容易复发。针灸治疗此病优势明显，疗效显著，不良反应小，操作简单，易被接受。

诊断

1. 多为一侧受累，可见双侧，表现为大腿前外侧下 2/3 区感觉异常如麻木、疼痛、蚁行感等，久站或步行较久后可加重。

2. 查体可有大腿外侧感觉过敏、减退或消失，无肌肉萎缩和肌无力，呈慢性病程，可反复发作。

验方

主穴　居髎、髀关、伏兔、风市、中渎、血海(以上皆为患侧)，阿是穴。

配穴　梁丘、足三里、内庭、环跳、阳陵泉、侠溪(以上皆为患侧)。

方义　针刺阿是穴直达病所,具有活血化瘀、疏通经络之功效;居髎、风市与中渎为足少阳之经穴,可疏通少阳之经气、祛风散寒;髀关属足阳明胃经,可助气下行,促使气血通畅,通络除痹;血海、伏兔通行气血,合“血行风自灭”之义;以上穴位相配伍,起到舒筋通络、祛风散寒、和气行血的作用。

操作　患者取侧卧位,75%乙醇常规消毒。采用 0.30 mm×75 mm 和 0.3 mm×40 mm 毫针,居髎直刺 45 mm～60 mm,髀关直刺 15 mm～30 mm,行小幅度、高频率、快速提插手法,尽量使针感沿股外侧皮神经走行抵达大腿中部,以患者耐受为度。根据患肢感觉异常区域不同,可选择在居髎穴前、后 1 cm 位置傍入一针,增加刺激量及提升刺激强度。阿是穴沿感觉异常边缘平刺向病变中心 15 mm～30 mm,余穴常规针刺,得气后平补平泻。居髎-风市、髀关-伏兔接 2 Hz 电针,留针 30 min。起针后,梅花针轻扣刺感觉异常区域至局部皮肤潮红,拔罐 5～10 min。每日 1 次,10 次为 1 个疗程。

医案

刘某,女,30 岁,2021 年 12 月 21 日初诊。

主诉　右侧大腿前外侧麻木伴疼痛 1 月余,加重 1 周。

现病史　患者 1 月余前受寒后出现右侧大腿前外侧皮肤麻木疼痛,伴有灼烧感,活动正常,无腰酸、腰痛等症状,外院行腰椎 MRI 提示无明显异常,故排除腰椎间盘突出,诊断为股外侧皮神经炎,行保守治疗后无明显改善。1 周前因自觉劳累乏力,右大腿前外侧皮肤感觉减退,故慕名前来寻张奕主任医师诊治。胃纳可,夜寐欠佳,小便正常,大便溏,舌淡,苔白腻,脉滑。

查体　右侧大腿前外侧下 2/3 浅感觉减退,无明显肌肉萎缩,无活动受限,腰骶椎棘突下、棘旁压痛(一),四肢肌力、肌张力及腱反射均正常，4 字试验（—），仰卧挺腹试验（—），直腿抬高及加强试验（—），病理征未引出。

治疗 本病属着痹证，治以除湿通络，祛风散寒。采用上述验方，每日治疗 1 次。治疗 3 次后，患者自觉右侧大腿前外侧皮肤较前敏感，感觉减退区范围减小。6 次治疗结束后，患者自述麻木疼痛基本消失、无明显感觉减退。

按语

股外侧皮神经炎在我国古代中医书籍中并无相关确切的文字记载，但依据其症状及病因等，可将其归纳为“痹病”“皮痹”范畴。张奕主任医师认为本病的核心病机是正虚邪盛，病位在皮部，与营卫之气的流行受阻有关。正气内虚，风寒湿邪乘虚外袭或劳损外伤等外邪客于经络、皮部，导致卫阳被遏、经脉闭阻，气血运行不畅、筋脉肌肤失养，致患处出现皮肤疼痛、麻木等感觉异常。针灸能疏通经络，调和气血，濡养经脉。股外侧皮神经的走行与足阳明胃经、足少阳胆经相似，故而张奕主任医师宗“经脉所过，主治所及”之旨，选取足阳明胃经、足少阳胆经穴位治疗本病为主。本病病位表浅，根据“浅病浅刺”的治疗原则，故以梅花针叩刺局部以疏通腠理，宣透皮肤分肉间之邪气。

现代研究认为，本病发生主要由于股外侧皮神经周围软组织受到持续牵扯而损伤，出现慢性水肿，日久粘连、瘢痕形成，加上营养血管萎缩、血液供应减弱而致使髓鞘肿胀、变性，造成局部的炎性改变，最终产生疼痛和感觉异常。针刺能松解局部肌肉，从而减轻周围组织对股外侧皮神经的压迫，抑制疼痛信号的传导，缓解疼痛；同时促进局部微循环和血管扩张，加快局部炎症物质的吸收，改善局部感觉异常。此外，2 Hz 的连续波电针刺激可以增加穴位的针感，促进创伤神经修复，减轻皮肤麻木和疼痛感。

十六 跟腱炎

跟腱炎属于肌腱末端病的范畴，是指跟腱周围的脂肪组织、腱膜和跟腱下滑囊，因受到外伤和劳损引起的炎性改变。常由挤压、撞击或弹跳、跑步等用力过猛，或由于长距离跑步、行走劳损致使跟腱本身及肌腱周围出现充血、渗出、增生、粘连、变性等改变，甚至跟腱下滑囊也受累。本病好发于从事体育事业的人群，近几年随着生活质量提高，追求健康的生活习惯促使人民群众积极参加各类健身运动来锻炼出强健的体魄，跟腱炎发病率逐渐增加。本病若不及时治疗或者治疗不彻底，容易复发，长期迁延可能导致跟腱断裂，对运动能力和日常生活质量产生严重影响。跟腱炎以保守治疗为主，包括运动康复治疗、非甾体类药物、局部激素封闭治疗、体外冲击波治疗等，但治疗效果一般。针灸作为祖国医学的常用外治手段，在跟腱炎的治疗中有着显著疗效，具有可靠性高，安全便捷，无其他不良反应的优势，且能明显缓解疼痛症状，促进踝关节功能恢复。

诊断

1. 跑跳时跟腱疼痛，重者走路时也会疼痛。
2. 跟腱周围变粗，呈梭形变形。
3. 跖屈抗阻痛。
4. 跟腱周围压痛。
5. 主动背伸或主动跖屈痛。

6. 足尖蹬地痛。

验方

主穴 太溪、大钟、复溜、昆仑、阳陵泉（以上皆为患侧），阿是穴。

配穴 血海、膈俞、中脘、气海、关元、肾俞、命门等。

方义 阿是穴为局部取穴，可疏通局部经络气血；阳陵泉为筋会，能舒筋通络止痛；太溪为肾经原穴，大钟为肾经络穴，复溜为肾经经穴，配合膀胱经之昆仑，以达到补肾壮骨，活血壮筋之效。

操作 患者取坐位，针刺部位常规消毒，选择 0.30 mm×40 mm 一次性无菌针灸针。大钟、太溪、昆仑、复溜紧贴跟腱进针，针尖尽量抵触及筋，直刺 20 mm～30 mm，得气后行捻转泻法；选取一对阿是穴位行电针疗法，频率 2/100 Hz，强度以患者耐受为度，持续刺激 30 分钟；太溪、昆仑行温针灸治疗，加艾炷 2 壮。隔日治疗 1 次，6 次为 1 个疗程。

医案

王某，25 岁，2021 年 9 月 21 日初诊。

主诉 右侧足跟部反复疼痛 1 年余，加重 1 周。

现病史 患者 1 年前因锻炼过度，出现右侧足跟部疼痛，着地时疼痛加重，影响日常行走及活动，后经过物理治疗及中药泡脚治疗后疼痛缓解，但仍遗留有轻度疼痛不适，活动时稍用力不慎病情即复发。1 周前患者因活动时用力不当，病情复发，且疼痛程度较重，站立、行走等活动明显受限，经红外线、中频等治疗后无明显缓解，慕名前来张奕主任医师处求诊。

辅助检查 右足部 X 线检查未见异常。

查体 右足皮肤微红，跟腱周围肿胀，跖屈抗阻痛，跟腱周围压痛，足尖蹬地痛。

治疗　证属气滞血瘀，治以活血化瘀，舒筋活络。采用上述验方，隔日治疗一次。针刺 2 次后，右足肿胀疼痛较前减轻；治疗 1 个疗程后，右足肿胀疼痛明显好转，走路时没有疼痛感，但跑步时还有疼痛，跟腱仍有轻微压痛；治疗 2 个疗程后，右足无肿胀疼痛感，跟腱无压痛，症状及体征消失，运动前后和运动中无疼痛。

按语

中医并无“跟腱炎”之名，根据其临床表现，归属于中医学“筋伤”范畴。四肢关节部位肌肉的尽端即为经筋，多连接于关节，《素问·五藏生成篇》云：“诸筋者，皆属于节。”筋有刚柔之分，刚者附于关节，能束骨；柔者互相联系，能滋润关节和稳定关节的屈伸活动。正常情况下诸筋各守其位，协调全身肢体活动。气血充足，则筋骨顽强，关节清利。若因跌扑闪挫、虚劳、风寒湿邪侵袭跟腱，破坏了“骨正筋柔”的常态，则造成本病。

现代医学研究认为，由于跟腱的横断面与小腿后方肌肉组织比例约 1∶60，故跟腱组织承受的张力远高于肌肉，因而跟腱长期慢性劳损则会引起跟腱周围的无菌性炎症，引发跟腱炎疼痛。跟腱的周围组织均有良好的血液供应，但是在跟骨上 2 cm～6 cm 处跟腱因微细血管较少造成血运较差，这一区域正是跟腱损伤的好发部位。

本病为筋病，在筋守筋，故以局部取穴为主。针刺手法上采用“关刺”，《灵枢·官针》曰：“关刺者，直刺左右尽筋上，以取筋痹。”针刺当在跟腱与内、外踝之间紧贴跟腱侧，以内、外踝一侧或内、外踝左右两侧直刺，针尖尽量抵触及筋，而不刺伤筋脉。配合 2/100 Hz 电针以行其气血，温针灸以温灸化瘀。针刺时需注意不可伤及血管，以免出血耗损营气，影响“营血荣筋”作用。

十七 颞下颌关节紊乱综合征

颞下颌关节紊乱综合征是指病变累及颞颌关节或咀嚼肌系统所产生一组症候群的总称，是口腔颌面疾病中的常见病、难治性疾病。临床主要表现为颞颌关节处疼痛、张口受限、关节弹响。多为单侧发病，可逐渐累及两侧。颞下颌关节紊乱综合征的发病机制尚不明确，发病因素多样，如咬合失调、躯体受伤、受寒冷刺激、自身免疫及心理问题等因素都可诱发本病。颞颌关节作为人体结构中最复杂的关节系统之一，参与咀嚼、吞咽等重要生理活动，该病若不及时治疗，易反复发作，迁延难愈，容易造成躯体和心理上的双重痛苦，严重影响了患者的生活、工作，引起社会的广泛重视。目前临床上常用的治疗方法可分为非手术治疗（药物治疗、物理治疗、心理治疗）和手术治疗两类。创伤性治疗手段存在争议，患者接受度不高，因此在治疗方法上以非手术治疗为先，以保守治疗为主，其中针灸治疗该病具有安全、简便、不良反应少等优势，逐渐被越来越多的患者所接受。

诊断

1. 疼痛、酸胀：即开、闭口运动时，关节及周围组织疼痛、酸胀。

2. 运动障碍：包括开口度的大小、下颌形态，关节运动时绞锁等。

3. 弹响、杂音：关节运动时有弹响音、摩擦音。

4. 影像学检查:关节张、闭口位X线检查显示:髁状突、关节窝等部位骨质内部未受累、破坏。

验方

主穴　下关、颊车、听宫、合谷、上关、足三里、阳陵泉(以上皆为患侧),阿是穴。

配穴　风池、外关、血海、膈俞、颧髎(以上皆为患侧)。

方义　阿是穴、下关、颊车、听宫、上关为局部取穴,可疏通局部经络气血以止痛;合谷为治疗头面部疾患的要穴,即"面口合谷收"之意;足三里穴能疏通足阳明经气血,固后天之本、荣养筋骨,以利驱邪外出;阳陵泉为筋会,能舒筋通络。

操作　患者取坐位,针刺部位常规消毒后,选用0.30 mm×40 mm一次性使用无菌针灸针,针刺合谷穴,直刺0.5～1寸,得气后行捻转泻法,强刺激,同时嘱患者做缓慢、连续、小幅度的张口闭口动作,持续1 min。然后嘱患者张口,先针刺听宫,直刺0.5～1寸,再嘱闭口,再针下关、上关、颊车,上关、下关直刺0.5～0.8寸,颊车平刺0.5～1寸;足三里、阳陵泉直刺1.0～1.2寸,阿是穴针刺深度须控制在安全范围内,上述穴位针刺得气后,行平补平泻手法,留针约30 min。下关行温针灸,灸2壮。隔日治疗1次。

医案

向某,32岁,2021年7月13日初诊。

主诉　右侧颞下颌关节张口弹响半年,疼痛2天。

现病史　患者平素有偏侧咀嚼、喜吃质硬食物的习惯,半年前出现右侧颞下颌关节可重复的往返性弹响和侧向运动弹响,未予重视。2天前患者因啃食硬物后出现张口受限、侧向运动受限,伴咀嚼无力、咬肌疼痛、肩颈部酸痛不适,遂来张奕主任医师处就诊。

查体 最大张口度 20 mm，关节区无水肿，右侧颞肌、咬肌深部、胸锁乳突肌上部、双侧斜方肌上部均有明显压痛，可触及筋结。舌黯苔薄，脉弦。

治疗 证属气滞血瘀，治以舒筋活络，止痛利节。采用上述验方，隔日治疗一次。治疗 1 次后，患者张口受限症状明显缓解，张口度达 37mm，同时诉咬肌疼痛明显减轻。治疗 1 周后，关节功能轻微受限，往返性弹响和侧向运动弹响仍有，咬肌及肩颈部不适减轻。治疗 2 周后，关节功能未再出现受限，咬肌及肩颈部不适及相关阿是穴压痛基本缓解。嘱患者注意用口习惯、调畅情绪、调整肩颈姿态、注意关节保暖。

按语

中医并无对颞下颌关节紊乱综合征的诊断，也缺乏系统认识，相关内容散见于“颊痛”“耳前痛”“颌痛”“颊车骱痛”等论述中，早在《针灸甲乙经》已有相关描述：“颊肿，口急，颊车痛，不可以嚼，颊车主之。”结合本病的临床特征，将其归属于中医学“痹证”“筋伤”范畴。张奕主任医师认为，本病病位在面部经筋，主要由于外感风寒湿邪，或情志不调，肝失疏泄，导致气血运行不畅，阻滞经络气机，瘀滞不通而致局部疼痛，关节活动受限，即“不通则痛”。

本病为经筋病，《灵枢·经筋》载：“病在筋，调之筋。”局部取穴符合“腧穴所在，主治所在”之意，以疏通其局部气血；“经脉所过，主治所及”，足阳明胃经、足少阳胆经、手太阳小肠经之经筋皆过循行过面颊部，可“束骨而利机关”，故取此三经经穴以达到舒筋活络，止痛利节的效果。艾灸的温热和药物的双重作用刺激局部机体，可提高脏腑机能，促进新陈代谢，提高免疫力以防病治病。温针灸结合了针刺和艾灸的优点，其具有温通经脉，行气活血、调和阴阳、扶正祛邪的功效。现代相关研究表明，温针灸具有加快血液和淋巴液循环，促进炎性渗出物的吸收，抑制炎性因子，降低炎症反应，缓解局部肌痉挛，改善关节功能活动的作用。温针灸可以帮助颞下颌关节紊乱综合征患者改善下颌运动功能障碍，缓解颞下颌关节区疼痛，对生活质量具有积极意义，在本病治疗中有显著优势。

十八 带状疱疹

带状疱疹是由水痘-带状疱疹病毒侵犯周围神经引起的急性疱疹性皮肤病，其主要临床特点是沿神经分布的成簇的水疱、丘疹，多出现在头面部、胸腰部，常呈带状分布，多伴有严重的神经性疼痛。本病无明显季节特发性，好发于年龄较大、免疫抑制或免疫缺陷的人群，严重影响患者生活质量和心理健康。目前现代医学常以抗病毒、止痛剂、激素等药物治疗，效果不明显，且有副作用。针灸疗法通过疏通经络，调和气血，能够快速地缓解带状疱疹病毒导致的病理性神经痛，并促进疱疹消退。

诊断

1. 发疹前可出现某些前驱症状，表现为低热、疲倦、食欲差、全身不适，或有患部皮肤灼热感、神经痛等。

2. 皮疹为红斑上有簇集性粟粒至绿豆大小的丘疱疹群，然后迅速发展为水疱，疱液常澄清，患处有剧烈神经性疼痛，或皮肤感觉过敏。

3. 疱疹群常沿一侧皮神经呈带状排列，单侧分布，一般不超过身体正中线。

验方

主穴 阿是穴、夹脊穴。

配穴　行间、大敦、隐白、内庭、足三里、血海、三阴交。

方义　局部阿是穴刺络拔罐，可引火毒外出，本病是疱疹病毒侵害神经所致，取相应的夹脊穴，直针毒邪所留之处，可泻火解毒，通络止痛，正符合《内经》所言“凡治病者，必先治其病所从生者也”。

操作　在发疱期，采用梅花针刺络拔罐。依据患者病变部位选择恰当体位，对病灶周围皮肤行常规消毒，从病灶相应夹脊穴开始，使用梅花针沿着皮肤损伤处边缘轻叩，待将病灶完全包围后轻轻用力使得受损皮肤边缘完全充血。使用梅花针叩刺疱疹，约10次，微渗血后迅速使用已消毒的玻璃火罐拔按于叩刺部位及疱疹病损两端，依据叩刺面积及疱疹大小选择恰当的火罐大小及数量，留罐10 min，出血量约为5 mL，取下火罐后需对局部皮肤组织进行清洁消毒。每日1次，至无新发疱疹即止。

在结痂期，采用局部浅刺辅以穴位针刺。患者取合适体位，治疗部位常规消毒后，选取支配疱疹皮损部位神经节段所对应的夹脊穴，采用0.3 mm×50 mm一次性无菌针，直刺1.5寸深达椎板水平；采用0.25 mm×40 mm一次性无菌针，沿疱疹皮损、疼痛走行方向以15°沿皮透刺，进针后运用提插捻转手法得气，同侧夹脊穴、疱疹首尾各接1对电针，频率2/100 Hz，留针30 min。每日1次，10次为1个疗程。

医案

胡某，62岁，2021年6月18日初诊。

主诉　左侧腰背部疼痛3天。

现病史　患者于3天前因受凉引起左侧腰背部疼痛，疼痛表现为针刺样、电击样，呈阵发性加重，夜间明显，影响睡眠，沿左侧胁肋部可见大量簇状水疱，部分水疱融合。自行服用止痛药物治疗(具体不详)，症状无明显缓解，遂来张奕主任医师处寻求针灸治疗。刻下：左侧腰背部针刺、电击样疼痛，局部皮损鲜红，伴口干苦，纳欠佳，大便干，小便可，舌红苔黄腻，脉弦滑。疼痛视觉模拟评分(VAS)为9分。

治疗 证属肝胆湿热，治以清热利湿，泻火解毒。采用上述验方，每日治疗一次。梅花针刺络拔罐治疗3次后，患者无新发疱疹，疼痛较前明显好转，夜间可安稳睡眠，大小便正常，饮食可，舌红，苔薄白，脉滑。VAS评分4分。后继续予局部浅刺辅以穴位针刺治疗1周后，患者诉偶有轻微疼痛，VAS评分1分。治疗期间嘱患者注意休息，避免劳累受凉。

按语

祖国医学中并无“带状疱疹”之病名，将带状疱疹归结为“蛇串疮”“缠腰火丹”等范畴，湿热内蕴、感受邪毒是本病病机特点所在，因肝郁化火、情志内伤、肝经火毒蕴积、湿热内生而致经络瘀阻、外攻皮肤。或因患者素体虚弱、气血不足而被湿热火毒所伤，导致气血凝滞，经脉壅塞不通引发剧烈疼痛，病情迁延不愈，故张奕主任医师认为治疗本病当以通络化瘀止痛、清肝泻火为治疗原则。

《素问·离合真邪论篇》中记载：“疾出以去盛血，而复其真气……刺出其血，其病立已。”由于带状疱疹病变部位多位于体表皮肤，采用梅花针叩刺拔罐治疗可有效拔除瘀血，泄毒排邪，达到活血止痛、清热排毒的作用。梅花针叩刺拔罐综合了叩刺放血与拔罐疗法，其中叩刺有助于排出瘀血，促进血液循环及新陈代谢，缓解疼痛，同时还可增强机体抵抗能力，加之拔罐促使毒邪随血而出，以达扶助正气、化瘀通络、调和营卫之效。拔罐可强开外门腠理，促进湿浊、瘀血、热毒排出体外，从而减轻炎性反应、降低周围组织压力、消肿止痛、活血化瘀。现代研究显示，采用刺络拔罐的方式治疗带状疱疹可抑制中枢神经及传入神经系统，提高内啡肽及5-羟色胺分泌水平，并可通过调节β内啡肽、P物质等神经递质，发挥神经调节作用，从而改善带状疱疹引发的神经疼痛症状。

十九 斑秃

斑秃是皮肤科常见毛发性皮肤病，表现为突然发生的局限性、非瘢痕性斑片状脱发，无自觉症状，可发生于任何年龄，以青壮年多见。其病因、发病机制尚不完全清楚，多认为与遗传、情绪应激、内分泌失调、自身免疫等因素有关。随着现代人们生活压力的增大，斑秃患病率逐年上升，其损容性特点给患者造成极大的精神和心理负担，严重影响患者的生活质量。斑秃患者除了典型的皮损外，还存在各种心理异常，包括睡眠障碍、焦虑、烦躁、抑郁等，这些消极情绪是加重病情的重要诱因，由此使患者进入了恶性循环。因此，积极寻求更好的临床治疗方案，促进皮损区毛发生长，减轻患者的心理负担，帮助患者改善生活质量显得尤为重要。西医学对斑秃的治疗主要包括口服激素、免疫调节剂等药物并配合皮肤外科疗法及物理疗法，但疗程长，复发率高，且易出现药物不良反应。针灸治疗斑秃广泛应用于临床，积攒了大量经验，可以有效缓解症状，且操作简单、复发率和不良反应率低，在临床治疗上发挥着重要作用。

诊断

1. 任何年龄均可发病，男女均可发病。

2. 头发突然脱落，呈斑片状，脱发区直径 1 cm～10 cm，数目不等。

3. 活动期在脱发区边缘，拉发试验呈阳性，可见短的“惊叹号”样头发。

4. 脱发区边界清楚，皮肤光滑如常，无明显炎症反应及萎缩、瘢痕等病变。

验方

主穴 阿是穴、百会、风池、膈俞、肝俞、肾俞。

配穴 血海、足三里、太冲、气海、关元、命门、三阴交、悬钟。

方义 头为诸阳之会，百会为足太阳膀胱经与督脉交会穴，风池为足少阳经与阳维脉交会穴，且二穴靠近脱发局部，可祛风活血；膈俞为血会，补能益气养血，泻可活血化瘀；肝俞、肾俞为肝肾经气输注之所，能滋补肝肾；阿是穴围刺后用梅花针叩刺，可疏导局部经气，促进新发生长。

操作 选择0.25 mm×40 mm针灸针，在脱发区域使用围刺方法，选取脱发部位与健康毛发的交接处为刺入点，将脱发区域平均分配，每针间隔约为1 cm；常规消毒后，使针身与头皮呈15°角，迅速将针刺入头皮，当针尖到达帽状腱膜下层，感到指下阻力减小时，使针与头皮平行，继续进针，以患者感觉头皮有麻胀感为度，针尖朝向脱发部位中心，进针深度约为0.3～0.5寸；留针30分钟，留针过程中不行针。起针后，使用梅花针在脱发区从边缘向中心叩击，虚证以局部皮肤潮红为度，实证则以微有渗血为度。百会、风池得气后捻转泻法，肝俞、肾俞得气后捻转补法，其余穴位常规针刺。隔日治疗1次，10次为1个疗程。

医案

方某，男，42岁，2021年6月13日初诊。

主诉 右枕部斑片状脱发半年余。

现病史 患者半年余突发右枕部斑片状脱发，曾于多家医院诊治，外用生发药物(不详)后无明显改善，遂来张奕主任医师处寻求针灸治疗。刻下症：右枕后约5 cm×4 cm范围头发缺如，边界清晰，病灶处头皮干燥色红，未见新生毛发，脱发部位周围偶有瘙痒，其他部位发质正常；形体正常，面色红润；自诉工作压力大，纳食一般，夜寐较差，二便调；舌红紫，苔薄白，脉弦滑，沉取无力。

治疗　证属气滞血瘀，治以行气活血，补益肝肾。采用上述验方，隔日治疗一次。治疗 3 周后，患者病灶边缘已见新生毛发长出，但失眠改善不明显，故针刺穴位加神门、内关、三阴交，余不变。继续治疗 2 周后，斑秃区域进一步减少，约 2 cm×1 cm，斑秃中央区域已有细软毛发长出，余无不适，操作如前。继续治疗 2 周后，患者斑秃区域毛发生长完全，无不适。

按语

祖国医学中并无“斑秃”之病名，中医学归属于“油风”范畴，俗称“鬼剃头”，严重时可发展为全秃和普秃。《外科正宗·油风》曰：“油风，乃血虚不能随气荣养肌肤，故毛发根空，脱落成片，皮肤光亮，痒如虫行。”斑秃的发生常与肝肾不足、气血亏虚、血热风燥、气滞血瘀、湿热蕴结等因素相关，往往多个因素同时出现，虚瘀交织，虚实夹杂。本病基本病机为精血亏虚，血不养发，病位在头部毛发，与肝、肾关系密切。张奕主任医师认为，治病必求于本，在治疗斑秃时应重视滋补肝肾。肝藏血，肾藏精，其华在发，精血同源，即肝肾同源，肝俞、肾俞的选取起到补益肝肾的作用，配合血会膈俞更能加强充盈精血、培元固本的效果。

在治疗上，首选阿是穴（脱发区），《医宗金鉴》谓：“宜针砭其光亮之处，出紫血，毛发庶可复生。”针灸在疾病的治疗上有“直达病位”的客观优势，即针灸能够直接作用的部位，治疗效果更优越。围刺、梅花针叩刺斑秃能刺激病变部位之皮部、腧穴，促进局部血液循环，缓解局部血液微灌注情况，从而改善头发松动、脱落，使毛发再生；同时，针灸亦可通过刺激经络系统调节内在脏腑器官，使脏腑调和、气血通畅，能够外达以濡养肌肤毛发而发挥作用。既往研究表明，针灸能改善斑秃患者全身神经体液及内分泌功能，纠正皮脂腺功能紊乱。

二十　痤疮

痤疮又称“粉刺”“青春痘”，是青春期男女常见的一种毛囊及皮脂腺的慢性炎症性皮肤病，男性发病率高于女性，好发于颜面、胸背等皮脂腺相对丰富的部位，以丘疹、脓疱、囊肿及结节为主要临床表现。此疾病的特点为在患者的胸背和颜面部散发针尖或是米粒大小丘疹，可见黑头，能够挤出粉渣样物，严重时能够产生囊肿、脓包及结节等皮肤损害，后期会存在瘢痕或是色素沉着，属于一类非常多见的损容性皮肤病。痤疮的发病原因包括雄激素分泌增加及代谢异常、毛囊漏斗部角化过度、微生物因素（痤疮丙酸杆菌、金黄色葡萄球菌等感染）、遗传、化妆品、负性情绪等。西医在治疗痤疮中主要选择抗皮脂溢药、抗雄性激素药、抑制痤疮丙酸杆菌药及物理与化学治疗，但是非常容易引发疾病复发，治疗整体疗效不佳。针灸治疗痤疮疗效显著，通过针刺经穴进行适量的刺激，调整并激发经络气血的运行，借以协调脏腑，濡养面部皮肤，达到治病美容的目的，近年来广为患者接受。

诊断

1. 多发于青春期男女。

2. 好发于面部、上胸及背部等皮脂腺发达部位，呈对称分布。

3. 皮损表现为炎性丘疹、粉刺、脓疱、结节、囊肿和瘢痕，伴皮脂溢出，常反复发作。

验方

主穴　阿是穴、大椎、合谷、曲池、内庭、阳白、四白、足三里。

配穴　风池、肺俞、尺泽、脾俞、胃俞、阴陵泉、血海、太冲、三阴交。

方义　督脉为诸阳之会，大椎为督脉与三阳经之交会穴，可透达诸阳经之郁热；阳明经脉上循于面，且手阳明与肺经相表里，肺主皮毛，故取合谷、曲池、内庭，以清泻阳明邪热；足三里为足阳明胃经合穴，能调理脾胃功能，加强其运化水湿的能力，还能补气养血，扶正祛邪；四白、阳白、阿是穴为局部取穴，可疏通局部气血，使肌肤疏泄功能得以调畅。

操作　面部采用0.16 mm×25 mm针灸针，常规消毒后，对痤疮位置进行围刺，围刺针数需要根据痤疮病灶的大小来决定，对病灶进行包围，在中心处位置刺针。如有明显脓头，可使用一次性针头将脓头表皮挑破，并行闪罐，拔出脓血。体针采用0.25 mm×40 mm针灸针直刺10 mm～20 mm，得气后足三里、大椎、合谷、曲池、内庭行捻转泻法，留针30 min。根据患者病情程度，必要时大椎、肺俞、脾俞、胃俞可刺络放血。隔日治疗1次，10次为1个疗程。

医案

吴某，男，18岁，2020年7月11日初诊。

主诉　面部痤疮反复发作1年余。

现病史　患者1年余前因经常熬夜学习，面部开始出现痤疮，时发脓疱，伴瘙痒、红肿、疼痛，以额头及两侧脸颊为甚，皮肤油腻，平素阳热偏盛，喜凉恶热，作息不规律。曾于外院皮肤科行口服中西药等治疗，效果不明显，遂来张奕主任医师处寻求针灸治疗。刻下：患者额头及两侧脸颊散在粟粒状红色丘疹，有轻度刺痛和瘙痒感，伴多个白色脓头，用手挤压有乳白色分泌物排出，纳可，寐差，口渴喜冷饮，口臭，小便短赤，大便2日1次、质干，舌质红，苔黄腻，脉滑数。

治疗 证属脾胃湿热，治以清热利湿，散郁消痤。采用上述验方，隔日治疗一次；大椎-肺俞、脾俞-胃俞以梅花针叩刺后加拔火罐，留罐5 min，每周两次，两组腧穴交替进行。治疗2周后，患者额头及两侧脸颊散在红色丘疹、脓疱明显减少，瘙痒、疼痛较前减轻，夜寐、便秘较前改善。治疗5周后，患者额头及两颊丘疹、脓疱基本消失，两颊皮肤基本恢复正常，仅残留少许淡褐色斑块，皮肤光滑，未见暗红色结节、囊肿或凹陷性瘢痕。治疗期间嘱患者清淡饮食，控制高热量、高糖食物的摄入，明日做好面部清洁，并规律作息。

按语

痤疮归属于中医学"面疱""肺风粉刺"等范畴，在古代就已经有对本病的记载。《素问·生气通天论篇》有云："汗出见湿，乃生痤疿。膏粱之变，足生大丁。受如持虚，劳汗当风，寒薄为皶，郁乃痤。""郁"指"阳气被郁"，被历代众多医家认为是痤疮的核心病机。《外科正宗》中记载："肺风、粉刺、酒齇鼻三名同种，粉刺属肺，齇鼻属脾，总皆血热郁滞不散。"本病病位在肌肤腠理，与肺、脾、胃、肝关系密切。肺在体合皮毛，主开泄腠理，若肺气郁闭，汗出不畅，久而化热，则郁阻肌肤而发为本病；肝为刚脏，喜条达而恶抑郁，郁则气滞，化热生火而阻毛窍；或因喜食辛辣油腻之品，致脾胃郁热，热毒循经上蒸，壅于胸面，则见痤疮内生。

张奕主任医师认为，治疗本病应取手足阳明经穴及督脉经穴为主。手足阳明经皆循行过面部，且多气多血，能调养全身气血；督脉为阳脉之海，总督一身之阳，能解郁透热，调节脏腑功能。针灸从中医的"整体观念"出发，通过刺激特定腧穴，平衡脏腑阴阳、促进血液循环、增强机体自身修复力和免疫力，不仅能减轻痤疮局部皮损，还能有效改善亚健康状态，减轻焦虑、失眠、多汗等相关并发症，从而显著提高患者日常生活质量。

本方在操作上，需注意局部阿是穴的操作，围刺时针尖需朝向病变中心，针刺深度不可过深，以免损伤肌肉筋骨；刺络放血闪罐至待拔出脓血，面部潮红即可，时间不可过长，以免影响美观。

二十一 黄褐斑

黄褐斑是一种临床发病率较高的皮肤疾病，在疾病类型上属于面部色素沉着性疾病，多见于怀孕、人工流产及分娩后的女性。本病以鼻、颧、额头及脸颊等部位出现明显的对称性黄褐色斑片为主要特征，患者可无明显自觉症状。本病的发病机制并不明确，研究认为黄褐斑的发生是多重因素（家族史、紫外线照射、妊娠、情绪、年龄）相互作用的结果。本病对生理健康影响不大，但由于破坏了患者的面部形象，影响美观，并且病情顽固难以彻底治愈，对患者的身心健康会造成影响，容易产生自卑、焦虑、抑郁等心理问题。以往临床治疗多给予口服维生素 C、维生素 E 类、谷胱甘肽、茶多酚等，外用脱色剂、化学剥脱、激光等治疗。药物治疗整体疗程偏长，存在耐药性，同时容易引起各种不良反应，外用脱色剂、激光等治疗也会造成局部炎症反应及色素沉着，且容易反复，整体治疗具有局限性。针刺治疗黄褐斑有丰富的理论基础及实践经验，临床研究显示，针刺治疗黄褐斑在改善机体内分泌系统、调节氧自由基代谢、促进局部微循环等方面效果较好，且作用温和，无明显不良反应。

诊断

1. 面部浅或深褐色斑块，边界清晰，一般呈对称性分布，无炎症及鳞屑。

2. 女性多发主要发生在青春期后。

3. 无明显自觉症状。

4. 季节性，夏重冬轻。

5. 排除其他疾病（如色素性光化性扁平苔藓，颧部褐青色痣等）引起的色素沉着。

验方

主穴　阿是穴、合谷、足三里、血海、三阴交、太冲、太溪。

配穴　肝俞、肾俞、膈俞、脾俞、阴陵泉、曲池、内关、百会。

方义　阿是穴是机体在病理状态下出现的阳性反应点，所以对于黄褐斑而言，面部皮损处即为阿是穴所在之处，通过腧穴的局部近治作用，疏通面部经络，促进气血运行。合谷为手阳明经的原穴，为治疗面部诸疾的要穴，足三里为胃的下合穴，善补气血，二穴合用，可沟通阳明经气，益气养血，化瘀消斑；血海、三阴交均为脾经腧穴，二穴合用，可补益脾胃，调和气血；太溪、太冲分别为肾经、肝经原穴，二穴相配可补肾柔肝、解郁安神、化瘀消斑。

操作　面部采用 0.18 mm×25 mm 针灸针，沿着皮损区局部围刺 5～10 针，平刺进针，与皮肤呈 15°夹角，深度约 5 mm，针尖向病灶中心；在皮损区中心垂直刺 1 针，深 5 mm～8 mm，留针 30 min。体针采用 0.25 mm×40 mm 针灸针直刺 15 mm～20 mm，得气后提插捻转，留针 30 min。隔日治疗 1 次，10 次为 1 个疗程。

医案

王某，女，41 岁，2020 年 11 月 10 日初诊。

主诉　面部色斑 2 年余。

现病史　患者自述 2 年余前无明显诱因下颜面部出现淡褐色斑块，颜色逐渐加深，面积逐渐扩大，呈对称性分布，主要分布于额部、颧颞部及口周。今至张奕主任医师门诊就诊。现患者主要表现为面部对称性暗褐色斑块，无高出皮肤，无皮肤瘙痒；心烦少汗，纳少腹胀，失眠，大便时干时稀，月经量少，色暗红。舌黯，苔白腻，边有齿痕，脉细数。

治疗 证属肝郁脾虚，营卫不和，治以疏肝健脾，养血和营。采用上述验方，隔日治疗一次。治疗 4 次后，色斑稍有变淡，纳眠好转，大便调；治疗 12 次后，面部黄褐斑面积缩小，月经色红无血块，加用肾俞、脾俞；治疗 20 次后，面部斑片淡黄斑驳、碎片状，月经量明显增多，纳眠可。

按语

黄褐斑归属于中医学面尘、黧黑斑、肝斑、面皯等范畴。其相关记载最早见于《灵枢・经脉》载："血不流，则毛色不泽，故其面黑如漆柴者。"《证治准绳》载："胆足少阳之脉……甚则面微有尘。"有诸内者，必形诸外。张奕主任医师认为，黄褐斑的发生是机体脏腑功能失调，气血运行异常的外在表现，其发病主要责之于肝、脾、肾，与脏腑功能失调、胞宫失养、冲任失调及经络病变密切相关，病机为本虚标实，本虚为肾虚，标实为肝郁、痰浊、瘀血等。

现代研究多认为是由于长期口服避孕药、妊娠、月经紊乱等因素导致体内雌激素水平升高而使黑色素细胞生成及其活性增加，发展为黄褐斑。本方的关键在于面部皮损区的围刺，围刺法源于《灵枢・官针》十二节刺中的"扬刺"法，可加快面部血液循环，使气机调畅，促进新细胞生成并将黑色素细胞代谢排出，从根本上改善其面部血液循环，加快色斑色素吸收。

操作时使用 3 根以上针灸针包围刺向病变部位，针尖朝向病变中心。《素问・刺齐论篇》载："所谓刺皮无伤肉者，病在皮中，针入皮中，无伤肉也。"围刺的深度较浅，只触及皮部，既避免了深部经络、肌肉筋骨的损伤，又阻止了邪气深入体内，防止病变范围扩大，还加强了腧穴的局部近治作用。

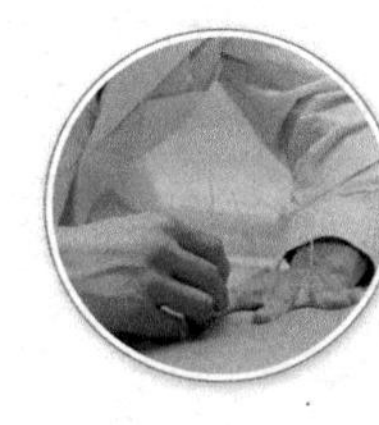

第三章　妇产科疾病

一　月经先期

月经周期提前 7 天以上，甚至 10 余天一行，连续 3 个周期以上者，称为“月经先期”，亦称“经期超前”“经行先期”“经早”“经水不及期”等。月经先期属于以周期异常为主的月经病，常与月经过多并见，严重者可发展为崩漏，应及时进行治疗。本病在中医古籍中记载甚早，《傅青主女科·调经》云：“先期而来多者，火热而水有余也。”并提出根据经血量的多少以辨血热证之虚实，故针灸临证必当审证求因，施以不同治则，以达疗效。

诊断

1. 病史：有血热病史或平素嗜食辛辣，或有情志内伤等病史。

2. 临床症状及体征：月经提前来潮，周期不足 21 天，且连续出现 3 个月经周期及以上，经期基本正常，可伴有月经过多。

3. 妇科检查：一般无明显盆腔器质性病变。

4. 辅助检查：基础体温（BBT）监测呈双相型，但黄体期少于 11 天，或排卵后体温上升缓慢。

验方

主穴　关元、子宫、血海。

配穴　气虚配足三里、脾俞；实热配曲池、太冲；虚热配三阴交、然谷；郁热配行间、地机。

方义 关元属任脉经穴，又是足三阴经的交会穴，“冲脉起于关元”，故关元是调理冲任的要穴；子宫位近胞宫，可通调胞宫气血；配合血海调血，冲任调和，经血则按时而行。气虚者配足三里、脾俞以益气摄血；实热者配曲池、太冲以清解血分之热；虚热者配三阴交、然谷以益阴清血分之热；虚热者配三阴交、然谷以益阴清热；郁热者配行间、地机以疏肝解郁、清泻血热。

操作

1. 毫针：常规消毒，用毫针刺入皮肤，得气后，行提插捻转补泻手法，气虚者用补法，或配用温针灸，虚热者用平补平泻法，实热者用泻法，亦可加用刺血法。针刺关元、子宫小腹部穴位时应先排空小便，针尖宜略斜向会阴部，一是加强针感以提高疗效，二是降低针刺风险性。每日或隔日治疗 1 次，每次留针 30～40 分钟左右，每 10 分钟行针 1 次。一般于月经来潮前 5～7 日开始治疗，直至经至。

2. 耳针：耳廓常规消毒，取穴：卵巢、内分泌、子宫、肝、肾、腹。每次单耳选取 2～3 穴，针刺予中等刺激量，可留针 20 分钟，其间捻转行针 2～3 次后起针。若惧针者以王不留行籽贴敷耳穴，嘱患者每日用拇指、示指按压贴敷点 3～5 次，每次需按至耳廓潮红，隔天换对侧耳朵贴敷，如此双耳交替轮换隔日贴压，5～7 次为 1 个疗程。

3. 艾灸：取气海、关元、肾俞、脾俞、血海、足三里、太溪等穴，每次选用 3～4 穴，用艾条温和灸或艾炷隔物灸(姜、附饼等，根据证情选用)，每穴施灸 15～20 分钟或 5～7 壮，每日或隔日治疗 1 次，10 次为 1 个疗程。

医案

王某，女，31 岁，已婚。2022 年 9 月 6 日初诊。

主诉 月经提前来潮 5 月余，加重 1 月。

现病史 患者自 2022 年 4 月开始出现月经周期提前，经量减少，色淡红，且伴经期延长。上月中旬症状加重，月经周期缩短至20天，经行持续时间长达10天。伴有乳房胀痛、腰酸背痛、乏力、头晕等症状。严重影响生活质量，遂来张奕主任门诊就诊。患者平素月经规律，周期为28～30天，经期5～7天，经量中等。末次月经为2022年8月16日。半年前因工作岗位调动，自觉压力较大，逐渐出现上述症状，现患者胃纳可，寐不安，小便调，大便先干后溏，舌淡有纵行裂纹，苔薄白，舌下络脉瘀滞，脉弦细。

查体　经专科妇检：子宫稍大，质地中等，有压痛；附件无异常。辅助检查：血、尿常规、性激素六项及甲状腺功能无明显异常；妇科B超检查无殊。

治疗　综上，张奕主任辨其证为血虚兼气滞型，采用上述验方，按刻下周期计时，每预计来潮日前一周予以治疗，针刺三至四次，艾灸一次，结束后待经行。随患者月经周期恢复延后治疗时机。嘱其劳逸结合，调节情绪，避免过度焦虑。经3个月治疗，患者月经周期逐渐恢复至25～28天，经期7天，经量适中。乳房胀痛、腰酸背痛、头晕等症状明显减轻。继予3个周期治疗，月经情况均恢复至病前，随访亦未再复发。

按语

月经先期的病因病机主要是气虚和血热。气虚则统摄无权，冲任不固；血热则热扰冲任，伤及胞宫，血海不宁，均可使月经先期而至。气虚可分为脾气虚和肾气虚，血热则常分为阳盛血热、阴虚血热、肝郁血热。一般而言，月经先期，伴见量多、色淡、质稀者属气虚，其中兼有神疲肢倦、气短懒言等为脾气虚，兼有腰膝酸软、头晕耳鸣等为肾气虚；伴见量多或少、色红、质稠者属血热，其中兼有面红口干、尿黄便结等为阳盛血热，兼有两颧潮红、手足心热者为阴虚血热，兼有烦躁易怒、口苦咽干等为肝郁血热。月经先期既可有单一病机，又可见多脏同病或气血同病之病机。若伴经血量多，气随血耗，阴随血伤，可变生气虚、阴虚、气阴两虚或气虚血热等诸证。周期提前、经量过多、经期延长三者并见，有发展为崩漏之虞。月经周期屡提前，肾虚者，不加调治也有肾精渐衰而致天癸早竭之嫌，故应及时治疗。

本病的治疗原则重在益气固冲，清热调经。针灸临证需详察脉证，损有余，补不足，气虚者针取血海、关元、足三里、脾俞，宜用补法，加以艾灸；虚热者针取关元、血海、三阴交、然谷，平补平泻手法；实热者针取关元、血海、曲池、太冲，兼有肝经郁热配行间、地机，针皆用泻法。辨证论治，循经加减，调理气血。

二　月经后期

月经周期延长 7 天以上，甚至 3～5 个月一行，连续出现 3 个周期以上，称为“月经后期”，亦称“经行后期”“月经延后”“经迟”等。月经后期如伴经量过少，常可发展为闭经。青春期月经初潮后 1 年内，或围绝经期，周期时有延后，而无其他证候者，不作病论。

诊断

1. 病史：禀赋不足，或有感寒饮冷、情志不遂史。

2. 临床症状及体征：月经周期延后 7 天以上，甚至 3～5 个月一行，可伴有经量及经期的异常，连续出现 3 个月经周期以上。

3. 妇科检查：子宫大小正常或略小。

4. 辅助检查：①尿妊娠试验阴性。②B 超检查了解子宫及卵巢的情况。③BBT 低温相超过 21 天。④生殖激素测定提示卵泡发育不良或高泌乳素、高雄激素、FSH/LH 比值异常等。

验方

主穴　气海、气穴、三阴交。

配穴　血虚配足三里、脾俞、膈俞；实寒配归来、天枢；虚寒配命门、太溪；气滞配蠡沟；肾虚配肾俞、水泉；痰湿配阴陵泉、丰隆。

方义　气海是任脉经穴，气穴是肾经和冲脉之会，二穴相配有调和冲任的作用，三阴交为足三阴经之会，功能益肾调血，补养冲任。血虚者配足三里、脾俞、膈俞，调补脾胃以益生血之源；实寒者配阳明经穴归来、天枢以温通胞脉，活血通经；虚寒者配命门、太溪温肾壮阳以消阴翳；气滞者取蠡沟疏肝解郁，理气行血；肾虚者配肾俞、水泉以补肾调经，痰湿者配阴陵泉、丰隆以导痰理气、行滞通经。

操作

1. 毫针：常规消毒，用毫针刺入皮肤，得气后，行提插捻转补泻手法，实证用泻法或平补平泻法，虚证用补法，寒证可配用温针灸，气滞血瘀者可用刺血法。针刺气海、气穴、归来等小腹部穴位时应先排空小便，针尖宜略斜向会阴部。每日或隔日治疗 1 次，每次留针 30～40 分钟左右，每 10 分钟行针 1 次。一般于月经来潮前 5～7 日开始治疗，直至经至。

2. 艾灸：取气海、关元、归来、血海、足三里、三阴交、太溪等穴，每次选用 3～4 穴，用艾条温和灸或艾炷隔物灸（姜、附饼等，根据证情选用），每穴施灸 15～20 分钟或 5～7 壮，每日或隔日治疗 1 次，10 次为 1 个疗程。

医案

林某，女，27 岁，未婚。2022 年 10 月 22 日初诊。

主诉 月经周期推迟 1 年。

现病史 患者诉 1 年来月经周期推迟，色淡，经量少，偶有血块，痛经频频，得温则舒，伴有四肢不温、腰膝酸软等症状。其间因“减肥”常有少食、不食之举，平日多着裙装。末次月经为 2022 年 9 月 17 日，月经周期延长至 40 天左右，持续时间仅 3～4 天。曾尝试过中药调理，但效果不明显。由于症状持续加重，遂至张奕主任门诊寻求针灸治疗。刻下面与口唇色白，胃纳不香，寐尚可，二便尚调，偶有便溏，脉沉细，舌质淡，苔薄白。

查体 经专科妇检：子宫及双侧附件未见明显异常。辅助检查：血红蛋白：98 g/L。性激素六项及甲状腺功能无明显异常；妇科 B 超检查无殊。

治疗　四诊合参，张奕主任辨其证为虚寒型，采用上述验方，在前次月经结束后 1 周予以治疗，每周温针灸三次、艾灸一次，直至来潮即暂停治疗，待经行结束后 1 周复予上述治疗，随患者月经周期缩短后改为前次经行结束后 2 周开始治疗。嘱其三餐有度，多食补益气血之品及营养丰富、易于消化的食物，少食冷饮，注意保暖，尤其在经期前后注意腹部和下肢的保暖，避免受凉。经 4 个月治疗，林女士的月经周期逐渐恢复至 28～30 天，出血量增加，持续时间延长至 5～7 天，痛经和腰膝酸软的症状明显减轻。遂继予 3 个周期治疗，随访月经转为规律。

按语

月经病当重点关注月经特点，一般而言，以月经的量辨证：若经量多，多以血热、气虚或血瘀为常见；若是经量偏少者，多以血虚或血寒较多；若是经量不恒定，时多时少者，多以肝郁或肾虚为多见。以月经颜色辨证：若经色鲜红者属热，暗淡者为虚寒，紫暗者为瘀，淡红者为虚。以月经的质辨证：若月经黏稠者属热属实，清稀者属虚属寒，有血块者则为瘀，若兼有臭秽者为热，气味发腥者多属寒，恶臭难闻者多为瘀血败浊成毒为患，病多险恶。

本病主要发病机理是精血不足，或邪气阻滞，致冲任不充，血海不能按时满溢，遂致月经后期。常见血虚、血寒、气滞、肾虚、痰湿等病因，辨证重在观察月经量、色、质的变化，并结合全身证候及舌脉，辨其虚、实、寒、热。临证需“谨守病机”，掌握因果之转化，病证之演变。针灸治疗重在调理冲任、疏通胞脉以调经，虚者补之，实者泻之，寒者温之，滞者行之，痰者化之。

三　月经先后不定期

月经周期时或提前、时或延后7天以上，交替不定且连续3个周期以上者，称为“月经先后无定期”，又称“经水先后无定期”“月经愆期”“经乱”等。月经先后无定期若未予重视，病情延误，则可能发展为闭经或崩漏。当今社会女性生活压力日渐增大，无形地影响着女性神经内分泌系统，导致女性神经内分泌功能混乱，进而影响女性正常的月经周期，从临床观察来看，月经先后不定期的发病率也日渐升高。

诊断

1. 病史：有七情内伤或慢性疾病等病史。

2. 临床症状及体征：月经不按周期来潮，提前或延后7天以上，并连续出现3个周期以上。

3. 妇科检查：子宫大小正常或偏小。

4. 辅助检查：生殖激素测定有助于诊断，常可表现为黄体不健或伴催乳素升高。

验方

主穴　关元、子宫、三阴交。

配穴　肝郁配太冲、肝俞、期门；肾虚配肾俞、太溪、水泉。

方义　关元、子宫邻近胞宫，理冲任、通调胞宫气血；三阴交通于足之三阴，可健脾疏肝益肾，是妇科理血调经之要穴；关元与三阴交相配可疏肝补肾，调理冲任。肝郁者配太冲、肝俞、期门以疏肝解郁；肾虚者配肾俞、太溪、水泉调补肾气，以益封藏，则血海蓄溢有时，经血可调。

操作

1. 毫针：常规消毒，用毫针刺入皮肤得气后，行提插捻转补泻手法，肾虚者用补法，或配用温针灸，或独用灸法；肝郁者用泻法，或加用刺血法。针刺关元、子宫小腹部穴位时应先排空小便，针尖宜略斜向会阴部，既可加强针刺传导提高疗效，又能避免针刺意外。每次留针 30～40 分钟左右，每 10 分钟行针 1 次。若月经周期间不能掌握，可于前次月经干净之日起针灸，隔日 1 次，直到月经来潮。

2. 艾灸：取肾俞、气海、关元、气穴、血海、三阴交、太溪等穴，每次选用 3～4 穴，用艾条温和灸或艾炷隔物灸（姜、附饼等，根据证情选用），每穴施灸 15～20 分钟或 5～7 壮，每日或隔日治疗 1 次，10 次为 1 个疗程。

医案

徐某，女，34 岁，已婚。2023 年 3 月 7 日初诊。

主诉　月经周期紊乱 2 年余。

现病史　患者 2 年前因意外妊娠选择人工流产，术后月经周期逐渐紊乱，先后不定，经量少，质稀色淡，经行仅 3～4 天，伴头晕乏力、周身骨节酸楚，经后期多有腰骶及少腹部酸痛。末次月经 2023 年 1 月 27 日。其间予中药治疗但收效甚微，今至张奕主任门诊就诊。患者诉两个月前因“新型冠状病毒”感染咳嗽至今，少气懒言，月经尚未来潮，刻下：面色少华，纳谷不香，夜寐欠香，二便尚调，舌淡苔薄，脉沉细。

查体　经专科妇检，子宫及双侧附件未见明显异常。排除妊娠。血常规、性激素六项及 B 超检查均无殊。

治疗 四诊合参，本病例证属肾虚型，采用上述验方，加气海、气穴予温针灸。月经古称“月信”，月经先后不定期则不能应信，故取交信以催经行。患者因感染“新冠”后气虚表现明显，故加以上穴位行补肾纳气之功。隔天治疗，二诊时经血来潮，停腹部穴位针刺，仅予关元、神阙温和灸，余体针同前，平补平泻。本次经行5天，其间并未暂停治疗，待月经干净之日复予腹部穴位针刺。另嘱其适当锻炼，提高肺功能，避免房劳。按上法治疗3个月后，徐女士的月经周期逐渐恢复至28～32天，出血量增加，持续时间延长至5～6天，腰骶部及少腹酸痛感较前明显减轻。遂继予3个周期治疗，随访月经基本规律，伴随症状亦消失。

按语

月经先后不定期的发病机理主要是肝肾功能失常，冲任失调，血海蓄溢无常。肝藏血，司血海，主疏泄。肝气条达，疏泄正常，血海按时满盈，则月经周期正常。若情志抑郁，或愤怒伤肝，则致肝气逆乱，疏泄失司，冲任失调，血海蓄溢失常；若疏泄太过，则月经先期而至，若疏泄不及，则月经后期而来。肾为先天之本，主封藏，若素体肾气不足或多产房劳、大病久病，损伤肾气，肾气不充，开阖不利，冲任失调，血海蓄溢失常，遂致月经先后无定期。一般而言，月经先后无定期，伴见经量或多或少、色暗红、有血块，或经行不畅，或兼有胸胁、乳房、少腹胀痛，精神郁闷等属肝郁；伴见量少、色淡暗、质稀，或兼有头晕耳鸣、腰酸腿软等属肾虚。

现代研究认为，女性月经来潮受下丘脑-垂体-卵巢轴的调控，该生殖轴机能正常则月经正常来潮，如果其中任何一个环节功能发生异常，则会出现月经失调性病症。针灸疗法具有疏通经络、调和阴阳、调气治神等效应，可影响神经递质及激素的释放，从而对神经内分泌免疫网络起到调节作用。治疗本病，其原则重在疏肝补肾，调和冲任。关元为任脉经穴，位于下腹部，是任脉与肾、肝、脾三经之经气在下腹部相交会的部位，是调理冲任及足三阴经之要穴。《针灸资生经·月事》说："关元，治月脉断绝。"三阴交位于小腿部，是足三阴经之交会穴，归属于脾，刺之可调节肝、脾、肾三脏之阴阳，既能益气养血，固肾涩精，滋养阴血，使肝体阴血充足则肝体柔和，还能疏肝理气，调养冲任。张奕主任选两者为主穴，随症配穴：太冲为肝经输原穴，有平肝泄热，舒肝养血之功效，期门为肝经募穴，有健脾疏肝、理气活血之功效，两穴合用共同起到疏肝理气调经的作用；太溪为肾经输原穴，水泉为肾经郄穴，合用有滋阴益肾、蓄集经水之功，刺之可起到滋补肾精、益肾调经的作用；肝俞、肾俞为肝肾之背俞穴，背俞穴是脏腑之气输注于背腰部的穴位，刺之可调理脏腑经气，肾为先天之本，储藏人体精气，总司人体一身之阴阳，肾精充足才能化生天癸，天癸泌至女子方能月经来潮；肝藏血，能调节全身血液运行，女子以肝为先天，加入肝俞、肾俞意在调理肝肾，疏肝理气，补益肾精，从根源上调治月经先后不定期。

在治疗时机上，因患者的月经周期或前或后，很难根据患者的月经周期来确定治疗时间。早在《黄帝内经》即有"天人相应"的理论，认为人体生物节律与月相之间存在一定的相关性，根据这一理论，张奕主任亦遵循月相变化规律来确定治疗时间，对于毫无月经周期规律者，拟定每月农历十五左右为经期，每月农历初一左右定为治疗开始时间，予针灸 2 周，每周 3～4 次，不避经期，连续治疗 3 个月。

四 崩漏

崩漏是指经血非时暴下不止或淋沥不尽，前者称为“崩中”，后者称为“漏下”，由于“崩”与“漏”二者常相互转化，故概称为“崩漏”，是月经周期、经期、经量严重紊乱的月经病。针灸治疗崩漏疗效显著，具有标本兼治的优势性。

诊断

1. 病史：①既往多有月经先期、月经先后无定期、经期延长、月经过多等病史。②年龄、孕产史、目前采取的避孕措施、激素类药物的使用史。③有肝病、血液病、高血压及甲状腺、肾上腺、脑垂体等相关病史。

2. 临床症状及体征：月经来潮无周期规律而妄行，出血量多如山崩之状，或量少淋沥不止。出血情况可有多种表现形式，如停经数月而后骤然暴下，继而淋沥不断；或淋沥量少累月不止，突然又暴下，量多如注；或出血时断时续，血量时多时少。常常继发贫血，甚至发生失血性休克。

3. 妇科检查：出血来自子宫腔。生殖器官有无器质性病变。有无妊娠因素等。

4. 辅助检查：①B 超检查：了解子宫大小及内膜厚度，排除妊娠、生殖器肿瘤或赘生物等。②血液检查：如血常规、凝血功能检查等，以了解贫血程度并排除血液病。③卵巢功能及激素测定：基础体温呈单相型；血清雌、孕激素及垂体激素测定等。有性生活史者，应做妊娠试验。④诊断性刮宫：可止血并明确诊断。对育龄期和绝经过渡期患者，可在出血前数天或出血 6 小时之内诊刮；对大出血，或淋沥不净，或不规则出血者，可随时诊刮取子宫内膜病理检查，以明确有无排卵及排除子宫内膜恶性病变。

验方

主穴　气海、关元、三阴交、隐白、断红穴（在手背部，第 2、3 掌骨之间，指端下 1 寸处）。

配穴　血热型配血海、水泉；肾虚型配太溪、肾俞；脾虚型配足三里、脾俞；血瘀型配地机、太冲。

方义　气海为先天元气之海，主一身之气；关元为元气出入之要塞，重在调补元气，二穴皆为任脉之穴，有和气血、益元气、健脾肾、理经血的作用；三阴交为足之三阴交会穴，有健脾、调肝、补肾的功效，是妇科病之特效穴，有妇科病“第一穴”之称，无论虚实皆能用之；任脉经穴与三阴交相配，以取局部和远端结合共奏调理冲任以制约经穴妄行之功；隐白为足太阴脾经之井穴，是针灸临床中治疗崩漏症之效验穴；断红穴为经外奇穴，乃近代发明的止崩经验穴，针之可使经气相通，灸之能补气固脱，顺经气而能固，经气固则血止。血热者配血海、水泉清泄血中之热以止血；肾虚者加肾俞、太溪以增强肾脏固摄作用；脾虚者加足三里、脾俞健脾益气以统血；血瘀者加地机、太冲调经祛瘀，使血有所归。

操作

1. 毫针：常规消毒，用毫针刺入皮肤 0.5～1 寸后，行提插捻转补泻手法，关元针尖向下斜刺，使针感传至耻骨联合上下；三阴交针刺得气后令针感传至膝腘部；断红穴握拳取之，毫针沿掌骨水平方向刺入 1.5～2 寸，使针感上行至肩。虚证针刺用补法，多施以捻转手法，亦可用灸法；实证针刺用泻法，甚可加用刺血法，如在膈俞、肝俞、隐白等穴施以刺血。留针 30 分钟，每 15 分钟行针一次。温针灸：在留针过程中，于针柄上裹以纯艾绒的艾团，或取约

2 cm 长之艾条一段，套在针柄上，距皮肤 2 cm～3 cm，从其下端点燃施灸。在燃烧过程中，如患者觉灼烫难忍，可在灸处置一硬纸片，以稍减火力。每次灸 2～3 壮，使热力透达穴内，待燃尽后出针。出血当日针刺，每日 1 次，直至血止。

2. 艾灸：虚证者可予灸法。取气海、关元、神阙、三阴交、脾俞、肾俞、命门、足三里等穴，每次选用 2～4 穴，用艾条温和灸或艾炷隔物灸（姜、附饼等，根据证情选用），每穴施灸 15～20 分钟或 5～7 壮，每日或隔日 1 次，10 次为 1 个疗程。

3. 皮肤针：在腰骶部督脉、膀胱经，下腹部任脉、肾经、脾经、胃经，下肢足三阴经中选取 3～5 条经脉，由上向下反复叩刺 3 遍，用中等刺激，叩至皮肤泛红或微微出血为度，每日 1 次，惧针者隔日一次，5 次为 1 个疗程。

医案

赵某，女，42 岁，已婚，2023 年 5 月 6 日初诊。

主诉 反复阴道出血 3 月余。

现病史 患者一年来常有月经先期，近 3 个月经期延长，十天至半个月不净，前 3 日量多如流水，呈阵发性，色红，偶有血块，以后乃淋漓不断，伴头晕心慌，倦怠无力，夜寐甚差，食欲不振，无明显腹痛，仅有腹胀腰酸。平素身体尚健，16 岁月经初潮后，经期稍长，每次持续 7～8 天，经量中等，色红质偏稀，无痛经。经妇科诊断为功能性子宫出血，给药物疗效不显，遂来张奕主任门诊就诊，刻下：经行已有 10 天，阴道仍有出血，色淡红量少。面色微黄，少气懒言，大便多溏，小便清长，舌质淡胖，边有齿痕，苔薄，脉沉细。

查体 经专科妇检发现子宫偏大，质地偏硬，余无异常。辅助检查：血常规及凝血功能示红细胞、血红蛋白低下，凝血时间稍延长。B 超及宫腔镜检查未发现异常。

治疗 观其脉证皆属虚象，患者年已六七，冲任不固，又肝不藏血，脾失统摄，故行经前期血流如冲，后期经水淋漓不绝，崩漏兼有。治以调理冲任、健脾益气、固摄止血。采用上述验方，首次针后症状如故，血量未减，唯觉体力稍增，再次针时隐白穴加温针灸，借助艾灸的温热作用促进脾经经气运行，增强健脾统血的功效，从而达到固摄止血的目的。此针后血量即见显著减少，且血色变为淡黄色。三诊时患者诉经血已止，它症亦除。此后在每次月经来潮的第5天用上述方法治疗，以巩固疗效。3个月经周期后停止治疗，随访期间均按月行经，经量正常，未再复发。

按语

崩漏的病因较为复杂，但可概括为热、虚、瘀3个方面，具体包括血热、肾虚、脾虚、血瘀。其主要发病机理是劳伤血气，脏腑损伤，血海蓄溢失常，冲任二脉不能约制经血，以致经血非时而下。崩漏为经乱之甚，其发病常非单一原因所致。如肝郁化火之实热，既有火热扰血，迫经妄行的病机，又有肝失疏泄，血海蓄溢失常的病机，如肝气乘脾，或肝肾亏虚，可有脾失统摄、肾失封藏而致冲任不固的病机夹杂其中。又如阴虚阳搏，病起于肾，而肾阴亏虚不能济心涵木，以致心火亢盛，肝肾之相火夹心火之势亦从而相扇，而成为心、脾、肝、肾同病的崩漏证。

张奕主任好用隐白穴治疗崩漏，针之可治血祛实邪，灸之则可健脾统血。现代研究发现艾灸隐白穴还能使血小板凝聚性有所改善，对于崩漏患者有良好的近期止血效果。针刺能调整女性激素紊乱，促进排卵从而治疗无排卵性功能性出血，其内在机制可能与针刺能改善卵巢相关因子表达及其内在环境有关。艾灸的使用仅次于针刺，艾草本身性苦辛温，善通十二经，暖子宫，理气血，利用燃烧艾条或艾炷产生的热力与药力刺激穴位，促进局部气血运行，疏通经络，可达治疗功效。“凡病药之不及，针之不到，必须灸之。”针药结合共奏固崩止漏之功，以通经脉、调气血，使阴阳归于平衡，脏腑功能趋于调和，从而达到治疗疾病的目的。

此外，临证应注重标本兼治，不可见止则止，当根据患者病证在血止后调本复元，合理运用“塞流、澄源、复旧”之法，以防复发或生变。

五　闭经

原发性闭经是指女性年逾16岁，虽有第二性征发育但无月经来潮，或年逾14岁，尚无第二性征发育及月经。继发性闭经是指月经来潮后停止3个周期或6个月以上。闭经古称“经闭”“不月”“月事不来”“经水不通”等。本病以持续性月经停闭为特征，临床常见，属于疑难性月经病，病程较长，病机复杂，治愈难度较大，可综合多种治疗方法整体调治。

诊断

1. 病史：有月经初潮延迟及月经后期病史；或反复刮宫史、产后出血史、结核病史；或过度紧张劳累、过度精神刺激史；或有不当节食减肥史；或有环境改变、疾病影响、使用药物、放化疗及妇科手术史等。

2. 临床症状及体征：女性年逾16岁，虽有第二性征发育但无月经来潮，或年逾14岁，尚无第二性征发育及月经；或月经来潮后停止3个周期或6个月以上。应注意体格发育和营养状况，有无厌食、恶心，有无周期性下腹疼痛，有无体重改变，有无婚久不孕、痤疮、多毛、头痛、复视、溢乳、烘热汗出、烦躁、失眠、阴道干涩、毛发脱落、畏寒肢冷、性欲减退等症状。

3. 妇科检查：了解内外生殖器官发育情况，有无缺失、畸形、肿块或萎缩。先天发育不良、原发性闭经者，尤需注意外阴发育情况，有无处女膜闭锁及阴道病变；有无子宫过早萎缩或阴道、卵巢等病变。

4. 辅助检查：①血清激素，如卵巢激素（E2、P、T）、促性腺激素（FSH、LH）、催乳素（PRL）及甲状腺、肾上腺功能测定，对于诊断下丘脑-垂体-卵巢性腺轴功能失调性闭经具有意义。②基础体温（BBT）测定、宫颈黏液结晶和阴道脱落细胞检查，有助于诊断卵巢性闭经。③超声及影像学检查、B 超检查，可了解子宫、卵巢大小及卵泡发育、内膜厚薄等情况；子宫输卵管碘油造影可间接了解内生殖器情况及其病变；必要时可行 CT、MRI 检查。

验方

主穴　归来、三阴交。

配穴　血枯型配关元、足三里、肝俞、脾俞、肾俞；血滞型配中极、地机、太冲、丰隆。若小腹胀满加气海、四满；若胸胁胀痛加期门、支沟。

方义　归来位于下腹部，具有活血调经作用，为治疗经闭的效穴；三阴交为足三阴经之交会穴，可调理脾、肝、肾及冲、任二脉，凡月经病不论寒热虚实皆可用之。关元为任脉与足三阴之会穴，位近胞宫，有补益元气、调理冲任之功，虚证多用；足三里为多气多血的阳明胃经之合穴，有调补气血的作用；肝藏血，脾统血，肾为先天之本，故取肝俞、脾俞、肾俞以固精充血，诸穴合用，益源调流，月事自趋常态。中极亦为任脉与足三阴之会穴，具有活血化瘀、通络止痛之效，实证多用；地机为足太阴郄穴，血中之气穴，能行血祛瘀；太冲疏肝理气，丰隆健脾化痰，诸穴合用则可调气行血，冲任调达，经闭可通。

操作

1. 毫针：常规消毒，毫针常规刺，每日一次，直至经血来潮。血枯型针刺得气后施提插捻转补法，亦可予温针灸；血滞型针刺得气后施泻法，亦可配合刺络拔罐法：在上述配穴中选取 2～3 穴，以三棱针点刺数十下或以梅花针叩刺数次，迅速在刺络部位拔罐，留罐15～20分钟后起罐拭净血渍。1周1～3次，潮来即停。

2. 艾灸：血枯型及血滞之痰湿阻滞或寒凝型宜用灸法，取归来、三阴交、关元、中极、肝俞、脾俞、肾俞等穴，每次选用2～4穴，用艾条温和灸或艾炷隔物灸（姜、附饼等，根据证情选用），每穴施灸15～20分钟或5～7壮，每日或隔日1次，10次为1个疗程。

3. 耳穴压豆：耳廓常规消毒，取穴：内分泌、子宫、肝、肾、脾、皮质下、卵巢。每次单耳选取3～4穴，以王不留行籽贴敷耳穴。嘱患者每日用拇指、示指按压耳穴5次，至耳廓潮红，隔天换对侧耳朵贴敷，如此双耳交替轮换隔日贴压，5～7次为1个疗程。

医案

汪某，女，19岁，未婚，2022年11月12日初诊。

主诉 经血半年多未潮。

现病史 患者平素月经周期正常，14岁初潮，月经周期30～35天，行经3～5天，经量中等，色红，无痛经史，无性生活史。因学习紧张，近2年来月经周期延长，至多时2月余一潮，多为四五十日一潮，行无定期，经量如常。素体亏虚，常为保持体型节食或不食。刻下：经血半年多未潮，伴见腰酸乏力，心烦易怒，偶感胸胁胀痛，喜食甘腻，夜寐欠安，便干溲调，舌淡红，苔薄白，脉细弦。

查体 辅助检查：B超检查子宫附件未见异常。血液内分泌检查指标无异常。

治疗 患者素体禀赋不足，肾气未盛，兼之精神紧张，致使情绪郁结，肝失条达，疏泄失司，经血不能应期来潮，故治拟疏肝理气，养血调经。采用上述验方，因患者惧怕刺络拔罐，故加重太冲、期门、支沟泻法刺激量，首次针后症状如故，但觉胸胁胀痛已消，大便通畅。二诊于原方基础上加耳穴王不留行籽贴压，嘱患者定时按压贴敷点，三诊时患者诉经血来潮。停治疗，待经净后继续，前方减支沟，加肝俞、肾俞针刺，取脾俞、足三里予温和灸，隔日一次。此后距前次月经42天后来潮，巩固治疗3个月经周期，周期天数逐渐缩短至 30 天，后电话随访，每月均按时行经，未再复发。

按语

闭经的病因病机首分虚实两类。虚者多因精血匮乏，冲任不充，血海空虚，无血可下；实者多为邪气阻隔，冲任瘀滞，脉道不通，经不得下。若年逾 16 岁尚未行经，或已行经而又月经稀发、量少，渐至停闭，并伴腰膝酸软，头晕眼花，面色萎黄，五心烦热，或畏寒肢冷，舌淡脉弱等者，多属虚证；若既往月经基本正常，而骤然停闭，伴胸胁胀满，小腹疼痛，或脘闷痰多，形体肥胖，脉象有力等者，多属实证。闭经常责之于肝、脾、肾、心，最终导致肾-天癸-冲任-胞宫轴功能失调，而以肾虚为主。肾在月经产生中起主导作用，即所谓“经水出诸肾”。

闭经的治疗原则，虚证者补而通之，或补肾滋肾，或补脾益气，或填精益阴，大补气血，以滋养精血之源；实证者泻而通之，或理气活血，或温经通脉，或祛痰行滞，以疏通冲任经脉；虚实夹杂者当补中有通，攻中有养；皆以恢复月经周期为要。切不可一味滥用攻破或峻补之法，以犯虚虚实实之戒。若因其他疾病而致经闭者，又当先治他病，或他病、调经并治。不可久用通经之法，避免一味活血变生他证。

《景岳全书·妇人规·经脉类》指出：“调经之要，贵在补脾胃以资血之源，养肾气以安血之室，知斯二者，则尽善关。”张奕主任亦认为针灸取穴应以肝、脾、肾及冲任二脉为主。在治疗中通过辨证取穴和合理的使用补泻手法及治疗方式，可使本病达到较好的疗效。临床中还应嘱患者平时加强身体锻炼、饮食调养，适时调节寒温，保持心情舒畅，注意经期卫生，并戒食生冷及辛辣食物，以达月经按时来潮之效。

六 痛经

痛经是指妇女正值经期或经行前后，出现周期性小腹疼痛，或伴腰骶酸痛，甚至剧痛晕厥，影响正常工作及生活的疾病。痛经是临床常见病，亦称“经行腹痛”。本病的临床特征是伴随月经周期而发作，表现为小腹疼痛，或伴腰骶酸痛。西医对本病尚缺乏有效的治疗手段，中医尤其针灸治疗本病则具有疗效显著、标本兼治、见效快、无不良反应等诸多优势特点，因此针灸为治疗痛经的首选方法。

诊断

1. 病史：既往有经行腹痛史；精神过度紧张，经期产后冒雨涉水、过食寒凉，或有不洁房事等情况；子宫内膜异位症、子宫腺肌病、盆腔炎性疾病、宫颈狭窄等病史或妇科手术史。

2. 临床症状及体征：腹痛多发生在经行前1～2天，行经第1天达高峰，疼痛多呈阵发性、痉挛性，或呈胀痛或伴下坠感。疼痛常可放射至腰骶部、肛门、阴道及大腿内侧。痛甚者可伴面色苍白，出冷汗，手足发凉，恶心呕吐，甚至昏厥等。也有少数于经血将净或经净后1～2天始觉腹痛或腰腹痛者。

3. 妇科检查：功能性痛经者，检查多无明显异常。部分患者可见子宫体极度屈曲，或宫颈口狭窄。子宫内膜异位症者多有痛性结节，或伴有卵巢囊肿；子宫腺肌病者子宫多呈均匀性增大，或伴有压痛；盆腔炎性疾病可有子宫或附件压痛等征象；有妇科手术史者，多有子宫粘连、活动受限等，皆需加以鉴别。

4. 辅助检查：①盆腔 B 超检查有助于诊断子宫内膜异位症、子宫腺肌病、盆腔炎性疾病，排除妊娠、生殖器肿瘤等。②血液检查，如血常规白细胞计数是否增高，有助于诊断盆腔炎性疾病。另外，盆腔 MRI 检查、腹腔镜、子宫输卵管碘油造影、宫腔镜等检查有助于明确痛经的病因。

验方

主穴　中极、三阴交、地机、十七椎、八髎。

配穴　实证：①气滞血瘀者配太冲、血海；②寒凝血瘀者配关元、归来。虚证：①气血不足者配脾俞、气海、足三里；②肾虚者配肾俞、太溪、照海。

方义　中极属任脉经穴，通胞宫，与足三阴经交会，可活血化瘀、通络止痛；三阴交为足之三阴之交会穴，可调理脾、肝、肾，气调血行，痛经可止；地机为足太阴脾经之郄穴，足太阴经循行于少腹部，郄穴善治痛证，阴经之郄穴善治血证，故本穴是妇科疾病之常用要穴，具有调血通经止痛的作用；十七椎为经外奇穴，是治疗痛经的经验效穴，具有确切的疗效；八髎穴位于腰骶部，属局部取穴，又因其属足太阳膀胱经，与肾、督脉关系密切，而督脉与任、冲二脉同起于胞中，一源三歧，肾主藏精，故八髎穴可强腰壮肾、调补冲任、调经理气、行血散瘀。气滞者加太冲、血海以疏肝解郁、调气行血；寒凝者加关元、归来以补虚调冲，温通胞脉；气血虚者加脾俞、气海、足三里补脾胃、益气血，使胞脉得养、冲任自调；肾虚者加肾俞、太溪、照海以滋养肝肾、固本调冲。

操作

1. 毫针：常规消毒，诸穴针刺得气后，实证用泻法，虚者用补法，痛时多用提插法，非发作期多用捻转法。针刺小腹部穴位（如中极、归来）前，需嘱患者提前排净尿液，针尖宜稍向下斜刺，并使针感向下传导至会阴部。痛时施以较强的刺激手法，以疼痛缓解或消失为标准，可每日治疗2次。一般每天治疗1次，留针20～30分钟，留针期间行针2～3次。或可加腕踝针：在下1区，用1.5寸毫针向上沿皮刺，每次留针20～30分钟。

2. 电针：采用某种型号电针仪，在毫针操作基础上，将输出线的正负极分别接在腹部与下肢部穴位的针柄上，电流量以患者舒适为度，采用连续波的密波，频率至少50次/秒。可配合毫针治疗频次，每次20～30分钟，每日1次。

3. 艾灸：寒凝血瘀及虚证者可加用艾灸法。取神阙、关元、中极、归来、三阴交、八髎等；寒湿凝滞者配大赫、腰阳关；气血亏虚者配足三里、气海；肝肾不足者配太溪、照海。每次选用3～5穴，行温和灸或温针灸，每穴每次灸15～20分钟，每日或隔日1次。一般于月经前5～7日开始艾灸，至月经来潮。

4. 耳针：可选内分泌、内生殖器、子宫、肝、肾、皮质下等，每次取3～5穴，耳廓常规消毒，毫针快速或留针20分钟，留针期间捻转2～3次，每日或隔日一次。或以王不留行籽贴敷耳穴。嘱患者每日用拇指、示指按压耳穴5次，至耳廓潮红，隔天换对侧耳朵贴敷，如此双耳交替轮换隔日贴压，5～7次为1个疗程。

医案

余某，女，18岁，未婚。2022年8月6日初诊。

主诉 经前及经期腹胀痛2年余。

现病史 患者平素月经规律，初潮14岁，月经周期28～30天，每次行经4～7天，经量少，色红挟少许血块。经前乳胀、腹痛，经行时痛剧，甚时伴有恶心呕吐，影响学习，常需服用止痛药物方能缓解。月余前因填报高考志愿与父母产生分歧而引发口角，情绪大起大落，前次月经2022年7月5日，来潮第一天下腹部疼痛难耐，伴呕吐，乳胀胁痛，口苦纳差。患者感觉经期欲至，且腹有胀痛，遂至张奕主任门诊就诊。刻下：少腹胀痛，伴胸胁胀满，寐可纳差，大便干结，面色稍黄，舌红，苔黄腻，脉弦紧。

查体 经专科妇检示子宫及附件无异常，血常规、内分泌检查未见异常。B超检查未见异常。

治疗 患者平素经量较少且挟血块，可辨其为血瘀实证，因情绪起伏，肝失调达，疏泻失司，肝气郁滞，不通则痛。肝气乘脾，脾失健运，则见纳谷不振。故治拟疏肝理气，健脾和胃，调经止痛。采用上述验方，主穴减八髎，配太冲、行间、血海、支沟，并予电针，嘱家长日常注意患者心理疏导，调情志。隔日二诊，自行步入诊室，诉经来腹痛又作，但较前次明显减轻，稍有恶心，不欲饮食，无呕吐，胸乳胀满感已消，当下经量中等，二便调，故前方减行间、支沟，加中脘、八髎、足三里，八髎穴深刺，中等刺激，5 分钟行针一次，余穴仍予电针，针后嘱其注意保暖，避寒凉。次月患者三诊，诉二诊后腹痛即减，故未复诊。因月事将至欲调理以免复发，张奕主任遂予诸穴针刺，取气海、太溪、足三里温针灸，隔日一次，原方加减，直至经至，患者已无明显腹痛，仅有腰酸腹胀感。因需赴外地求学，无法按周期治疗，嘱其经前一周于少腹部自行温和灸，4 个月后特来告知病已痊愈，经行腹痛未再复发。

按语

痛经的发病机理主要是气血运行不畅，可概括为“不荣则痛”或“不通则痛”，若素体肝肾亏损，气血虚弱，经期前后，血海满而溢泄，气血骤虚，冲任、胞宫失养，故“不荣则痛”；若由于肝郁气滞、寒邪凝滞、湿热郁结等因素导致的瘀血阻络，客于胞宫，损伤冲任，气血运行不畅，故“不通而痛”。但临床中发病因素实为复杂，常相互交错或重复出现，并非单一因素所致，故需根据疼痛发生的时间、部位、性质及疼痛程度，明察病位，分清寒热、虚实，在气、在血，并结合月经周期、伴随症状，舌、脉等综合分析，以止痛为核心，以调理胞宫、冲任气血为主，或补气，或活血，或散寒，或补虚，或泻实，临证需对证施治，知常达变。

痛经主症在于痛，针灸的止痛功效是国内外公认的，因此该病是针灸治疗优势病种之一，张奕主任强调，治疗需分阶段，标本缓急，主次有序：经期重在调血止痛以治标，及时缓解，控制疼痛；平素辨证求因，以治根本。而治其本时，掌握好针刺时机亦极为重要，一般宜选择在月经前5～7日为佳，直到疼痛消除或月经结束。因为痛经患者的子宫内膜中，前列腺素含量较正常妇女更高，且于经前呈上升趋势，致使子宫肌层加剧收缩而产生疼痛，此时采用针刺可有效地抑制前列腺素的分泌，缓解子宫的痉挛性收缩，故在此时治疗具有事半功倍之效。

此外，重用八髎穴亦为张奕主任在临床治疗本病的特点之一。八髎穴是治疗妇科疾病的常用效穴，其位于骶骨后面的4对骶后孔，现代医学普遍认为，骶神经的躯体神经及内脏神经的传入、传出纤维在脑和脊髓有着广泛的联系，通过针刺骶后孔，可刺激骶后神经，通过复杂的神经联系对盆腔内的女性生殖器官发挥积极而广泛的神经-体液调节作用。且有研究证实，在进行针刺镇痛或麻醉时，若选取与痛区相同脊髓节段或邻近节段的神经所支配的穴位，镇痛效果更好。针刺八髎穴治疗痛经正是选取了痛区相同脊髓节段神经所支配的穴位，故有良好的临床疗效。运用八髎穴治疗痛经关键在于深刺，因为骶神经紧贴骶骨前缘骶前孔出口处，惟深刺方易刺激到骶神经干，针感才会向前阴、少腹及盆腔深部传导。因此医者务必掌握好进针位置及适当角度，避免针尖遭遇骶骨的抵碰，未达作用点，影响疗效。

七 经断前后诸证

妇女七七之年，肾气渐衰，天癸渐竭，冲任二脉逐渐亏虚，月经始断，称为“绝经”。经断前后诸证是指妇女在绝经期前后，出现烘热汗出，烦躁易怒，潮热面红，失眠健忘，精神倦怠，头晕目眩，耳鸣心悸，腰背酸痛，手足心热，或伴月经紊乱等与绝经有关的症状。古代医籍对本病无专篇记载，对其症状的描述可散见于“脏躁”“百合病”“老年血崩”等病证中，如《金匮要略·妇人杂病脉证并治》指出：“妇人脏躁，喜悲伤欲哭，象如神灵所作，数欠伸。”临床可查阅以上病名相关文献加以学习研究。西医学围绝经期综合征、卵巢功能衰竭或切除后出现围绝经期综合征可参照本病予针灸治疗。

经断前后诸证是女性绝经前后常见的病理表现，在这一时期的女性几乎或轻或重皆出现不同的症状，轻症可无需处理，重者病程多较漫长，患者倍感痛苦，严重影响女性身心健康。目前对本病的治疗尚无显著有效的方法，针刺治疗确有疗效，若能准确辨证，施以正确的治疗方式，则可以帮助患者顺利度过这一特殊时期。

诊断

1. 病史：发病年龄多在45～55岁，若在40岁以前发病者，应考虑为“卵巢早衰”。发病前有无工作、生活的特殊改变。有无精神创伤史及双侧卵巢切除手术或放射治疗史。

2. 临床症状及体征：月经紊乱或停闭，随之出现烘热汗出，潮热面红，烦躁易怒，头晕耳鸣，心悸失眠，腰背酸楚，面浮肢肿，皮肤蚁行样感，情志不宁等症状。

3. 妇科检查：子宫大小正常或偏小，可见阴道分泌物减少。

4. 辅助检查：进行血清 FSH 和 E2 值测定以了解卵巢功能，或行血清 AMH 检查了解卵巢功能。

验方

主穴 关元、三阴交、肾俞、太溪。

配穴 若有心肾不交诸证，配以心俞、神门、内关；若有肝阳上亢诸证，配以肝俞、太冲、阴谷、百会；若有脾胃虚弱诸证，配以脾俞、胃俞、中脘、足三里；若有痰气郁结诸证，配以膻中、气海、支沟、丰隆。

方义 关元为任脉与足三阴之交会，有益肾元、调冲任的作用；三阴交为足之三阴之交会，有健脾疏肝、滋水涵木的作用，可理气开郁，调补冲任；肾俞为肾的背俞穴，具有阴阳同调的作用；太溪为肾的原穴，“五脏有疾取之于原”，肾虚故用之。配心俞、神门、内关以宁心安神、交通心肾、水火相济；配肝俞、太冲、阴谷、百会以益阴潜阳、平肝止眩；配脾俞、胃俞、中脘、足三里俞募相伍合强壮要穴以补益中州；配膻中、气海、支沟、丰隆以理气导滞、调理气机、健脾化湿。

操作

1. 毫针：常规消毒，诸穴常规刺。隔日 1 次，症状明显者可每日治疗 1 次，每次留针 30～40 分钟，留针期间每 10 分钟左右行针 1 次，一般行针 3～4 次。10 次为 1 个疗程，每疗程间休息 1 周。以补法或平补平泻法为用。

2. 耳针：取内分泌、卵巢、神门、交感、皮质下、心、肝、脾等穴，每次选用 4～5 穴，常规消毒后，以王不留行籽或揿针贴敷耳穴，嘱患者每日用拇指、示指按压耳穴 5 次，至耳廓潮红，隔天换对侧耳朵贴敷，如此双耳交替轮换隔日贴压，10 次为 1 个疗程。

医案

李某，女，51岁，已婚。2022年5月28日初诊。

主诉 有绝经前后诸证1年余。

现病史 患者自2021年初开始出现烘热出汗、心悸失眠等症状，随后自觉情绪波动大，时而烦躁易怒，时而悲伤欲哭，难以控制，且偶伴有记忆力减退等表现。月经后期，量少有血块，伴腰酸背楚，血压偏高，下肢偶见浮肿。半年前于外院妇科就诊，专科妇检及查血提示性激素水平轻度低下，诊为更年期综合征，予激素替代疗法，后因存在禁忌证无法继续使用。前症持续加重，今至张奕主任门诊就诊，刻下：患者反复诉头晕目眩，频发潮热，汗出涔涔，入夜尤甚之症，胃纳一般，便干溲黄，舌红苔薄，根部苔腻，脉细弦。

查体 经专科妇检：子宫偏小，附件无明显异常，阴道分泌物减少。血清性激素测定：FSH 38.8 U/L，E2 78.25 pmol/L。

治疗 观其脉证属心肾不交，虚阳外越，兼有肝阳上亢。患者年过五旬，天癸将竭，冲任不固，肾阴益亏。治以滋肾益阴，平肝养心，采用上述验方，除太冲、行间、阴谷用泻法，余穴均予补法。首诊针后头晕稍缓，余症未减，嘱每日治疗。加针复溜、水分，一周后夜间出汗之症缓解，下肢无明显浮肿。此后隔日治疗，头脑清舒，夜寐安些，继予3个月治疗，遇经期暂停，经净后继续，如此诸症渐消。

按语

经断前后适逢妇女生理转折时期，身体内环境改变，若加之情志、外邪及环境影响易导致阴阳失衡，遂致经断前后诸证。本病以肾虚为其根本，临证应主要根据临床表现、月经紊乱的情况及舌脉辨其属阴、属阳，或阴阳两虚，或心肾不交。“肾为先天之本”，又“五脏相移，穷必及肾”，故肾之阴阳失调，易波及他脏，而他脏病变，又反累及于肾，故本病证候复杂，既不可一味地补肾，更不可盲目泻之，当用子母补泻、异经补泻等法诸经调治，兼而治之，固护肾气，以平为期。清热不宜过于苦寒，祛寒不宜过于温燥，更不可妄用克伐，以免犯虚虚之戒。如肾水不能上济于火，可致心肾不交，此时可配用心俞、神门、内关等相关穴位；肾阴不足不能涵养肝木，或情志不畅，郁而化热，灼伤真阴，可致肝肾阴虚，此时可加用肝俞、太冲、阴谷等相关穴位；肾阳不足而不能温煦脾阳，或劳倦过度，过食寒冷，伤脾及肾，可出现脾肾阳虚之症，此时可加用脾俞、胃俞、中脘、足三里等穴位。另可随症选穴：心烦加大陵，烘热加涌泉、照海，腰酸痛加大肠俞、腰眼，失眠加神门、四神聪，心悸加通里，五心烦热加劳宫，腹胀加下脘、气海，便溏加天枢、阴陵泉，浮肿加水分。

张奕主任在多年临床中发现本病仍以肾阴虚者居多，由于体质或阴阳转化等因素，后可表现为偏肾阳虚，或阴阳两虚或心肾不交，并由于诸种因素，绝经前后常兼夹气郁、血瘀、痰湿等复杂病机，故治疗仍以针刺为主，少用艾灸之法。本病三分针刺、七分调志，临床治疗时应嘱患者调畅情志，保持舒畅心情，切忌忧郁恼怒，提高自我调节和自控能力，减少工作生活中的压力，起居有常，饮食有节，积极参与体育锻炼，增强体质以缩短病程。相应治疗亦需坚持，病患共同合作以求顺利度过经断前后这一特殊时期。

八 带下过多、带下过少

带下病是指带下量明显增多或减少，色、质、气味发生异常，或伴全身或局部症状者。带下明显增多者称为“带下过多”；带下明显减少者称为“带下过少”。在某些生理情况下，如月经期前后、排卵期、妊娠期带下增多而无其他不适者；或绝经前后白带量减少，而无不适者，均不作病论。《诸病源候论》明确提出了“带下病”之名，并分“带五色俱下候”。《傅青主女科》认为“带下俱是湿证”，并以五色带下论述其病机及治法。而带下过少的古代记载甚少，因今时亦不少见，故列为附论。

带下过多

诊断

1. 病史：妇产科术后感染史，盆腔炎性疾病史，急、慢性宫颈炎病史，各类阴道炎病史，房事不节(洁)史。

2. 临床症状及体征：带下量多，色白或黄，或赤白相兼，或黄绿如脓，或混浊如米泔；质或清稀如水，或稠黏如脓，或如豆渣凝乳，或如泡沫状；气味无臭，或有臭气，或臭秽难闻；可伴有外阴、阴道灼热瘙痒，坠胀或疼痛，或伴尿频、尿痛等症状。

3. 妇科检查：可见各类阴道炎、宫颈炎、盆腔炎性疾病的体征，也可发现肿瘤。

4. 辅助检查：①实验室检查：阴道炎患者阴道分泌物检查清

洁度Ⅲ度或以上，或可查到滴虫、假丝酵母菌及其他病原体。急性或亚急性盆腔炎，血常规检查白细胞计数增高。必要时可行宫颈分泌物病原体培养、病变局部组织活检等。②B超检查：对盆腔炎性疾病及盆腔肿瘤有意义。

验方

主穴 关元、带脉、白环俞、三阴交。

配穴 脾虚型配气海、脾俞、足三里；肾虚型配肾俞、照海、次髎；湿热型配中极、阴陵泉、下髎。

方义 关元为任脉与足三阴之交会，并处于小腹部，有调理冲任、健脾益肾、固摄任带之效；带脉穴属足少阳胆经，并为足少阳、带脉二经之交会穴，是带脉经气所过之处，可协调冲任，止带下，调经血，理下焦；白环俞属足太阳经，可调膀胱气化，利湿止带，是治疗带下病的经验效穴；三阴交为足之三阴交会，有健脾益肾疏肝的作用。取气海调理任脉，理气化湿；脾俞、足三里，健脾利湿；取肾俞、照海补益肾气，温暖下焦；次髎为治疗带下病的有效穴位；中极可清泻下焦湿热，调理任带；阴陵泉可清热解毒、利湿止带；下髎为治疗湿热的有效穴位，配伍以强祛湿之功。

操作

1. 毫针：常规消毒，关元穴针刺时，嘱患者先排净尿液，针刺时针尖向下斜刺，使针感传至耻骨联合下为佳；带脉穴向前斜刺，不宜过深；白环俞直刺，使骶部出现明显酸胀为宜；三阴交常规刺。虚证重用补法，或配艾炷予温针灸；实证重用泻法，甚者可在白环俞、行间点刺放血。每日或隔日1次，每次留针30～40分钟，每10分钟左右行针1次，一般可行针3次。7～10次为1个疗程。

2. 艾灸：取带脉、八髎、白环俞、肾俞等取2～3穴，予温和灸，每穴15～20分钟，以局部皮肤温热、红晕为度。每日或隔日一次，10次为1个疗程。

医案

吕某，女，28岁，未婚。2022年11月8日初诊。

主诉　带下增多半年余。

现病史　患者于今年3月行人流术后，发现带下量逐渐增多，色黄白相间，质稠，稍有气味，每于月经前后更多，无外阴瘙痒。月经后期，量中等，无血块，经行5～6天，每次经前乳房微胀痛，腹隐痛，末次月经在2022年10月8日。曾于中医妇科就诊，内服中药后稍有改善，停药1月后上症又现。故今至张奕主任门诊就诊，刻下：患者诉半月来带下量多至每天需更换2次内裤，纳差乏力，腰部有下坠感，素喜冷饮，小便黄，大便前干后溏。舌红，苔薄腻，脉濡。

查体　经专科妇检：宫颈中度糜烂。白带常规检查：未见滴虫、真菌。

治疗　患者素体脾虚，又喜冷食，人流术后又任带二脉损伤，水湿内停，湿邪下注，故带下约固无力。首诊采用上述验方，取主穴予温针灸，白环俞配阴陵泉予刺血疗法。隔日二诊，患者告知前次针后白带量有所减少，色转白，质转稀如蛋清样，无气味，舌淡红，苔薄，脉细。继予针刺艾灸。经来暂停治疗，经净继续，一周治疗3～4次。3个月后患者复诊，告知带下自针刺艾灸后一直正常，胃纳亦转香，妇检复查宫颈轻度糜烂。

按语

带下辨证的要点，在于辨别色、质、气味三个方面。从颜色来看，古人把带下分为白、黄、赤、青、黑五种。白带为脾虚肝郁，青带为肝经湿热，黄带为任脉之湿热，赤带为湿热蕴结于带脉，黑带为火热之极；通过辨质可以帮助定寒热，当带下色白质稠，如唾如涕，绵绵不断者属脾虚，若量多质薄，清晰如水者属肾虚，若质稠，色黄或黄白相兼属湿热；通过闻气味：正常带下，无色、无臭。若带下腥臭多属寒证，若带下酸秽臭气，则为热证，若带下恶臭难闻，为热毒内炽之象。抓住上述三点，结合全身症状及病史，可以有效地进行临床辨证。

带下过多为妇科常见病、多发病，引起带下主要原因多由脾虚运化失常，水湿内停；或郁而化火，湿热下注；或肾气不足，下元亏损，任、带脉失于固约；或经行产后，胞脉空虚，湿毒秽浊之气乘虚而入，损伤冲任而致。针灸治疗带下病有较好的疗效性。“带下俱是湿证”，故治疗以祛湿止带为基本原则。湿又分虚实，或健脾祛湿，或清热利湿，临证当辨其寒热虚实，再根据虚则补之，寒则温之，实则泻之，热则清之的原则施以不同的对症治疗。若以脾虚为主者则以补脾健脾为主，常以脾俞、足三里、三阴交等穴位为主，适宜配用灸法；若以肾虚为主者以温阳补肾为主，常用肾俞、命门、关元等穴位为主穴，适宜配用灸法；若以湿热为主者以清热利湿为主，常用阴陵泉、蠡沟、行间、中极为主穴。《针灸大成》中言“带脉主月事不调，赤白带下”，针灸治疗应以带脉为主，故各型均可配带脉穴为主穴。张奕主任强调，临证时尚需结合患者全身症状及病史等进行全面综合分析，方能做出正确的诊断，同时需进行必要的妇科检查及防癌排查，以免贻误病情。

带下过少

诊断

1. 病史：有卵巢早衰、双侧卵巢切除术后、盆腔放射治疗后、盆腔炎性疾病、反复人工流产术后、产后大出血，或长期使用抑制卵巢功能的药物等病史。

2. 临床症状及体征：阴道分泌物过少，阴道干涩，甚至阴部萎缩；或伴性欲低下，性交疼痛；烘热汗出，心烦失眠；月经错后，经量过少，甚至闭经。

3. 妇科检查:阴道黏膜皱褶减少,阴道壁菲薄充血,分泌物极少,宫颈、宫体或有萎缩。

4. 辅助检查:①实验室检查:性激素测定,可见雌二醇(E2)明显降低,促卵泡生成素、促黄体生成素升高。②B 超检查:可见双侧卵巢缺如或卵巢体积变小,或子宫萎缩,子宫内膜菲薄。

验方

主穴 关元、带脉、太溪、三阴交、足三里、脾俞。

配穴 肝肾亏虚者配肝俞、肾俞;血枯瘀阻者配归来、血海。

方义 关元为任脉与足三阴之交会,邻近胞宫,带脉穴为足少阳、带脉二经之交会,是带脉经气所行之处,可协调冲任,理经调带,二穴同用具有调冲任、理经带、益气血的作用;太溪、三阴交、足三里、脾俞共奏健脾益肾,养血滋阴,润养任带的功效。若有血瘀,配归来、血海以通经活血祛瘀,带下自泌。

操作

1. 毫针:常规消毒,针刺诸穴,得气后行补法,每次留针 30~40 分钟,每 10 分钟行针 1 次,留针期间一般行针 3~4 次。每日或隔日 1 次,一般 10 次为 1 个疗程,疗程间歇 1 周再行下一个疗程。

2. 艾灸:取肾俞、脾俞、太溪、三阴交、关元。予温和灸,每穴 20~30 分钟,以局部皮肤温热、红晕为度。每日或隔日一次,10 次为 1 个疗程。

3. 耳针:取内分泌、子宫、脾、肝、肾、三焦等穴,每次选用 4~5 穴,常规消毒后,以王不留行籽或揿针贴敷耳穴,嘱患者每日用拇指、示指按压耳穴 5 次,至耳廓潮红,隔天换对侧耳朵贴敷,如此双耳交替轮换隔日贴压,10 次为 1 个疗程。

按语

女子七七,任脉虚,太冲脉衰,天癸竭,地道不通,故生理性带下减少，常伴见于月经过少、闭经。本病辨证不外乎虚实二端，虚者肝肾亏损，阴精津液亏少，不能润泽阴户，常兼有头晕耳鸣，腰腿酸软，手足心热，烘热汗出，心烦少寐；实者血瘀津亏，阻滞冲任，阴液不能运达阴窍，则致带下过少。肝肾亏虚、血枯瘀阻是导致带下过少的主要原因，但带下的分泌和产生与肾的精气盛衰有着极为密切的关系，张奕主任认为其根本原因仍是肾虚所致，故在针灸临床治疗当以补益脾肾、滋阴添精为重，佐以养血化瘀等。待阴血渐充，自能濡润。

九 妊娠恶阻

妊娠早期，出现严重的恶心呕吐，头晕厌食，甚则食入即吐者，称为“妊娠恶阻”，又称“妊娠呕吐”“子病”“病儿”“阻病”等。本病是妊娠早期常见的病证之一，以恶心呕吐、头重眩晕、厌食为特点。

诊断

1. 病史：有停经史、早期妊娠反应，多发生在孕3个月内。

2. 临床症状及体征：频繁呕吐，厌食，甚至全身乏力，精神萎靡，全身皮肤和黏膜干燥，眼球凹陷，体重下降，严重者可出现血压下降，体温升高，黄疸，嗜睡和昏迷。

3. 妇科检查：妊娠子宫。

4. 辅助检查：尿妊娠试验阳性，尿酮体阳性。为识别病情轻重，可进一步测定外周血红细胞计数、血细胞比容、血红蛋白、血酮体和血钾、钠、氯等电解质，必要时做血尿素氮、肌酐及胆红素测定，记录24小时尿量等。

验方

主穴 中脘、足三里、内关、公孙。

配穴 胃虚型配上脘、太白；肝热型配太冲、日月；痰滞型配阴陵泉、丰隆。

方义 中脘为胃之募穴，亦为腑之会，具有通调腑气、和胃降逆之效；足三里乃胃之下合穴，与中脘合用，可降逆止呕、健脾强胃；内关是心包之络穴，联络于三焦，通于阴维脉，具有宣上导下的作用，为降逆止呕之要穴；公孙为脾之络穴，联络于胃，通于冲脉，与内关穴合用则是八脉交会穴的配用，既能健脾和胃，又能平冲降逆。

操作

1. 毫针：常规消毒针刺，用平补平泻法，手法宜轻柔，不可过强，忌用泻法，恐伤胎气。每日 1 次，每次留针 20～30 分钟，或可更短，留针期间行针 1～2 次，中病即止。

2. 艾灸：取内关、中脘、足三里、胃俞。一般选用温和灸，每穴灸 10～15 分钟，每日 1 次。

3. 穴位敷贴：取胃俞、中脘、内关、足三里等穴予生姜片涂擦局部至潮红，后用胶布贴敷，固定姜片于上述穴位。嘱患者贴敷时长为 2～4 小时，及时反馈肤感，如有不适提早除去。每次贴敷需更换新鲜姜片，一般一日 2 次。

医案

林某，女，27 岁，已婚。2023 年 5 月 11 日初诊。

主诉 频繁恶心、呕吐 10 天。

现病史 患者停经 58 天，尿妊娠试验阳性，B 超显示早孕，因“频繁恶心、呕吐一周”住院，伴胃腹不舒，不欲饮食。患者此前胎停 2 次，此次自发现妊娠以来情绪紧张，10 天前出现恶心，频吐酸水，胃腹胀满不舒，后呕吐加重，进食后吐甚，3 天前住院予对症治疗，效果不著，邀请会诊。刻下：患者精神不佳，乏力气弱，呕恶频作，脘腹胀满，不思饮食。舌淡红，苔薄白，脉滑力弱。

查体 β - HCG：187 069 mIU/mL，尿常规：酮体（＋）。B 超示：宫内早孕。

治疗 患者妊娠后血聚于下，子宫内实，冲脉之气较盛，又因有胎停史，对此次妊娠极为重视，多思多虑，肝气挟冲气上逆犯胃，胃失和降，而发为恶阻。但观其苔脉，仍属脾胃虚弱之证，兼夹肝胃不和。采用上述验方，加刺太冲穴，平补平泻，留针20分钟，其间患者诉恶心明显减少。出针后予穴位贴敷，嘱患者调情志，定时更换姜片。隔日二诊，患者诉呕恶较前减少，能进食流质饮食，食酸、咸食物后胃纳香些，继予前方去太冲针刺，穴位贴敷同前。三诊时患者精神状态明显好转，诉稍有上泛但一日至多呕一次，三餐欲食。遂停针刺，嘱患者穴位点揉，后渐复。

按语

本病的主要发病机制是冲气上逆，胃失和降。本病辨证着重从呕吐物的性状及患者的口感，结合舌脉综合分析，辨其寒热、虚实。呕吐清水清涎，口淡者，多属虚证；呕吐酸水或苦水，口苦者，多属实证、热证；呕吐痰涎，口淡黏腻者，为痰湿阻滞；吐出物呈咖啡色黏涎或带血样物，则属气阴两亏之重证。三型均可因呕吐不止，不能进食，而导致阴液亏损，精气耗散，出现精神萎靡，形体消瘦，四肢无力；严重者，出现呕吐带血样物，发热口渴，尿少便秘，唇舌干燥等气阴两亏的严重证候，查尿酮体常呈强阳性反应。治宜益气养阴，和胃止呕。必要时，采用中西医结合治疗，给予输液、纠正酸中毒及电解质紊乱。

治疗本病应以调气和中，降逆止呕为主。因妊娠期这一特殊时期，是各种医学治疗手段都加倍谨慎的一个特殊时期，古往今来亦非常重视这一时期的治疗。早在《针灸大成》中记载："泻三阴交、补合谷，胎应针而下。"因而后人将二穴列为孕妇禁针之穴。因此在此特殊时期，医者当充分利用针灸对孕妇不良反应小的优势，大胆施治；但对于小腹部及腰骶部的穴位运用，应格外小心，慎用提插法，即使四肢部的穴位运用也应谨慎，切忌较强刺激，可选用0.25 mm的细针，进针行针时应当减弱刺激，缩短留针时间，每次治疗选穴亦应精简，中病即止。

本病发生与精神因素密切相关，治疗后应嘱患者保持乐观情绪，避免精神刺激，调节情志，家属亦应配合理解。饮食上宜清淡、易消化，少量多餐，忌肥甘厚味及辛辣之品，餐前可进食少量生姜汁。

十 产后身痛

产妇在产褥期内，出现肢体、关节酸痛、麻木、重着者，称为“产后身痛”，亦称“产后关节痛”“产后遍身疼痛”“产后痹证”“产后痛风”。产后百脉空虚，气血不足，经脉失养或痹阻，“不荣不通”发为遍身疼痛。《医宗金鉴·妇科心法要诀》概括本病病因主要有血虚、外感与血瘀。其临床表现以肢体关节疼痛、麻木、活动不利，甚至肿胀为主，但关节X线片、红细胞沉降率、抗链“O”、类风湿因子等理化检查均正常。病以冬春季节产妇多见，近年来，随着空调的广泛使用，夏季发病率亦呈明显上升趋势。中医治疗产后身痛具有悠久的历史，尤其通过针灸治疗，有效率可达90%。

诊断

1. 病史：产时、产后血去过多，或产褥期汗出过多，或当风感寒，或居处环境潮湿阴冷，或有痹证史。

2. 临床症状及体征：产褥期间出现肢体关节酸楚、疼痛、麻木、重着，甚至活动不利，关节肿胀；或痛处游走不定，或关节刺痛，或腰腿疼痛。可伴面色不华，神疲乏力，或恶露量少色暗，小腹疼痛拒按，恶风怕凉等。

3. 体格检查：关节活动度减低，或关节肿胀，病久不愈者可见肌肉萎缩、关节变形。

4. 辅助检查：X线片正常。血常规、血钙、红细胞沉降率、抗链“O”、类风湿因子等检查。

验方

主穴 脾俞、肾俞、膈俞、肝俞、足三里、三阴交、大椎、阿是穴。

配穴 血虚型配取气海、肾虚证取太溪、悬钟等穴；血瘀证配血海、地机等穴；外感风寒取风池、风门、大椎、合谷等穴。

方义 “脾为后天之本”“肾为先天之本”，且“妇人以肾系胞”，正气的盛衰与脾肾有着直接的联系，故选脾俞、肾俞，以补益脾肾；“肝藏血”，“女子以肝为先天”，故取八会穴之膈俞，以及肝俞，以活血通络；“脾胃为气血生化之源”，故取足阳明胃经下合穴足三里、足厥阴肝经三阴交，以益气养血。配气海、以益气养血，通经活血；配太溪、悬钟以补肾强腰，强筋壮骨；配血海、地机以活血化瘀，通络止痛；配风池、风门、大椎、合谷以祛散外邪，活血通络。根据疼痛部位的不同，在局部选取相应腧穴及阿是穴，以加强疗效。

操作

1. 毫针：常规消毒，针刺诸穴。背俞穴针刺需使针身与皮肤呈45°角度，向脊柱方向针刺，进针深度为0.5～1寸；大椎穴针刺使针身垂直皮肤，向脊柱方向针刺，进针深度为1～1.5寸；余穴常规针刺。得气后留针30分钟，采取捻转补法，留针期间行针1～2次。每周针灸4～5次，10次为1个疗程。

2. 艾灸：取大椎、气海、关元、足三里、阿是穴，每次3～4穴，予温和灸，每穴20～30分钟，以局部皮肤温热、红晕为度。寒甚者可加姜片予隔姜灸。隔日1次，5～10次为1个疗程。督脉灸：在督脉自大椎穴至命门穴处，敷上厚度约2 cm～3 cm，宽度为7 cm～8 cm的姜泥，其上铺一层蕲艾绒，然后点燃艾绒将其燃尽，拨除艾灰继续放艾绒，共灸三壮，每周1次，连续治疗4周。

医案

陈某，女，30岁，2022年8月6日初诊。

主诉 腰背部疼痛1月余。

现病史 患者产后1个月时，夜卧贪凉未盖被，背部当风，次日晨起自觉背部僵硬疼痛，转侧不利，自行卧床后症稍缓，但疼痛部位集中于腰背部，自觉皮肤冰凉，似冒冷气。家属为其按摩、热敷后，白昼症轻，入夜痛甚，为求进一步治疗，遂来张奕主任门诊就诊。刻下：腰背部肌肉沉紧、冷痛，下肢较凉，动辄汗出，尤以背部为甚，乳汁较少，常伴头昏、疲倦乏力，食欲尚可，便溏，夜寐较安。舌质淡，苔薄白，脉沉细。既往体健，生育史G1P1L1，产后50天恶露方尽。

查体 触腰背部第11胸椎至第4腰椎两侧肌肉紧张，压痛明显。辅助检查抗“O”、血沉、类风湿因子、X线片均正常。

治疗 患者产后气血俱虚，阳气随血而脱，又因贪凉，夜受风寒之邪侵袭，寒性凝滞，筋脉拘挛，痹阻不通，不通则痛，故见背部冷痛，诊断其为气血不足兼外感风寒证，治以温阳散寒、养血通痹之法。采用上述验方取穴，施针后予TDP灯照射腰背部。二诊诉腰背部发紧感明显减轻，但仍感冷痛，加大椎、胃俞、命门予隔姜灸，治毕即感痛减。三诊继以前方治疗，患者诉汗出较前减少，乳汁始充，纳眠可，二便调，但时时感背部冷。适逢三伏天，加督脉灸一次，1周后电话随访，腰背部冷痛、汗出、便溏、乳汁不足等症状均消失，无明显不适。

按语

产后百脉空虚，气血不足为其发病的重要内在因素，风、寒、湿之邪乘虚而入，为其外在因素。主要病机为产后气血虚弱，风、寒、湿之邪乘虚而入，经脉痹阻，“不通则痛”；或经脉失养，“不荣则痛”。本病辨证首以疼痛的部位、性质为主要依据，结合兼症与舌脉。肢体酸痛、麻木者，多属虚证；疼痛游走不定者，为风；冷痛而得热痛减者，为寒；肿痛灼热者，为热；重着而痛者，为湿；若疼痛较重，痛有定处，麻木，发硬，重着，屈伸不利，属血瘀；若产后腰酸，足跟疼痛，伴头晕耳鸣，属肾虚。

本病以内伤气血为主，而兼风、寒、湿、瘀，临床表现往往本虚标实，治疗当以养血益气补肾为主，兼活血通络，祛风止痛。养血之中，应配合理气通络以标本同治；祛邪之时，当配养血补虚以助祛邪而不伤正。张奕主任指出，产后身痛虽属痹证但又与一般痹证不同，因产后气血俱虚，即使夹有外邪，也应以调理气血为主。产后身痛与痹证相似，但病在产后，与产褥期密切相关；也有因产后发热余邪未净，后遗而来。病因各异，但总因产后失血过多，气血虚弱不能濡养经脉为其根本，故治疗应以养血为主，纵有外感也不可攻泻太甚，只宜稍予清泻外邪之力，临证大多以补益气血、兼祛外邪进行调治。重用大椎，可加温灸，或予督脉灸，一可振奋督脉阳气，引清阳上行，外邪疏散，通调督脉气血，二可引督脉之气补他经之不足，温热感鼓动经气通过手、足三阳经交会之处直达四肢，从而达到蠲痹止痛、振奋阳气、生精益髓、活血化瘀之功。

十一 产后癃闭

新产后产妇发生排尿困难，小便点滴而下，甚或闭塞不通，小腹胀急疼痛者，称为“产后癃闭”，又称“产后小便不通”。本病多发生于产后 3 日内，亦可发生在产褥期中，以初产妇、滞产及手术助产后多见，为产后常见病。

诊断

1. 病史：禀赋不足，或素体虚弱，或有难产、产程延长、手术助产、产时及产后失血过多等病史。

2. 临床症状及体征：新产后，尤以产后 6～8 小时或产褥期，产妇发生排尿困难，小便点滴而下，甚则癃闭不通，小腹胀急疼痛。

3. 体格检查：下腹部膨隆，膀胱充盈，可有触痛。

4. 辅助检查：尿常规、泌尿系统 B 超检查多无异常。

验方

主穴 中极、阴陵泉、三阴交。

配穴 气虚者配气海、足三里；肾虚者配太溪、大钟；气滞者配太冲、行间；产伤者配关元、水道。

方义 中极为膀胱的募穴，用之可调理膀胱气化功能，通利小便；阴陵泉清利下焦湿热、通利小便；三阴交为足之三阴经的交会穴，可调理肝、脾、肾，以助膀胱气化。

操作

1. **毫针**:常规消毒,中极针尖略向会阴部方向斜刺,使针感向会阴部传导,并注意针刺深度,以免伤及膀胱;阴陵泉、三阴交常规针刺。每次留针30分钟,以捻转手法配合呼吸补泻为主,避免提插手法。每10分钟行针1次,保证较强的针感传导。

2. **艾灸**:取干燥纯净的盐炒热后填于神阙穴,将葱白捣烂如泥平铺于盐上,再于葱饼上放置艾炷施灸,灸至皮肤有灼痛感时,换一炷,直到腹内有充分热感并有便意为止;同时于中极穴施以温和灸。一般需灸5～9壮,每日一次。

3. **耳针**:常规消毒,取膀胱、肾、尿道、三焦予0.18 mm×25 mm毫针刺,留针30～40分钟,留针期间行针3～5次,采用中等刺激强度,直到有便意。耳朵敏感或惧针者可用揿针或耳穴压豆法,嘱患者每日按压3～5次,耳廓潮红为度。左右双耳交替每日更换1次。

医案

殷某,女,33岁。2023年4月29日初诊。

主诉 产后小便不通1周余。

现病史 患者剖宫产后9天,自产后第三日拔除导尿管起出现小便不利,点滴而下,后逐渐闭塞不出,伴小腹胀急疼痛,经会诊后诊断为“产后尿潴留”,予导尿后症解。出院后产妇仍觉排尿困难,需多次努力方能排出,伴腹胀腰痛,情绪紧张,眠差。昨日起前症加重,又出现小便点滴,无力排出,遂至张奕主任门诊就诊,刻下:小腹胀满,触之痛甚,表情痛苦,善太息,舌淡红,苔白腻,脉细弦。

查体 体格检查:下腹部膨隆,触痛明显;腹部B超示膀胱充盈。

治疗 患者剖宫产后任带俱损,耗气伤血,膀胱气化无力,又因尿液潴留,小腹胀痛,情绪紧张,肝失调达,出现气滞之证。张奕主任辨其病本仍为肺脾气虚，若益气利尿患者情绪自能放松，气滞之证迎刃而解。故采用上述验方益气行水，重用足三里，施补法，行针至有尿意后排尿诊毕，嘱第二日继予治疗；二诊面露喜色，诉前次治疗后自行排尿 2 次，尿量尚少，舌淡红，苔薄白，脉细，前方针刺基础上予隔盐灸一次，灸至第 3 壮时患者憋尿不能，出针待其排空后继予 2 壮艾灸；三诊时患者面色红黄隐隐，小腹不胀，诉两日来已能自行排尿，尿量复产前，欲巩固治疗。张奕主任虽选取前方穴位，但减中极、足三里刺激量，主健脾益气，停灸法。后电话随访，患者小便通利无阻，未再复发。

按语

本病的发病机制，主要是膀胱气化失职。然而膀胱的气化功能，与肺气的通调、脾气的转输和肾气的开阖息息相关。若肺、脾、肾三脏的功能失常，波及膀胱，或因膀胱自身受伤及致病因素的影响，便可发生产后小便不通。临证需根据患者产后小便情况，结合全身证候，辨其虚实。

治疗本病应着眼整体，以“通利小便”为原则，审证求因，找准病因，针对病因调治，虚者补气温阳以化之，实者疏利决渎以通之。《备急灸法》云：“小便不通，烦闷气促欲死者，用盐填脐孔，大艾炷灸三七壮，未通更灸，已通即住。”产后妇女多虚，本病治疗可多用艾灸，补元温阳，化气行水为主，不可只为通利滥用泻法，以免伤正。确有实证者，当以泻法为主，多施以针法，适当加强刺激。临床取穴以任脉、膀胱、肾经穴位为主。补法常选神阙、气海、关元等腹部穴位，泻法则以中极、水道、委阳、三阴交等穴为主。

张奕主任强调，在针刺小腹部穴位时务必高度注意，因癃闭产妇多膀胱高度充盈，施针时极易伤及膀胱，因此针刺时要注意方向及深度。

十二 产后缺乳

哺乳期内，产妇乳汁甚少，不能满足婴儿需要，或无乳可下，称为“产后缺乳”，又称“乳少”“乳汁不足”“乳汁不行”等。本病的特点是产妇哺乳期完全无乳或乳汁甚少，不足以喂养婴儿。多发生在产后 2～3 日至半个月内，也可发生在整个哺乳期。《诸病源候论》云：“妇人手太阳、少阴之脉，下为月水，上为乳汁……既产则水血俱下，津液暴竭，经血不足者，故无乳汁也。”提示乳汁不足主要与气血化源不足或运行受阻有关，产妇精神紧张、劳逸失常、营养不良或哺乳方法不当等，均可造成泌乳减少。因乳母常担忧药物治疗对哺乳的影响，多寻求中医外治之法，国内外亦有诸多统计证实针刺治疗本病的有效率，且起效迅速，无不良反应，故针灸为治疗产后缺乳的优势方法，值得临床推广应用。

诊断

1. 病史：素体气血不足，或脾胃虚弱，或素性抑郁，或产后情志不遂，或产时、产后失血过多等。

2. 临床症状及体征：哺乳期乳汁甚少，不足以喂养婴儿，或乳汁全无。

3. 体格检查：乳腺发育正常，乳房柔软，不胀不痛，挤出乳汁点滴而下，质稀；或乳房胀满而痛，挤压乳汁难出，质稠；或有乳腺发育不良者。此外，还应注意有无乳头凹陷和乳头皲裂造成的哺乳困难而致乳汁壅塞不通。

验方

主穴　膻中、少泽、乳根。

配穴　气血虚弱配脾俞、足三里；肝郁气滞配内关、太冲。

方义　膻中位于两乳之间，为八会之气会，实证泻之则宽胸通乳，虚证补之则能益气养血生乳；少泽为手太阳小肠经井穴，小肠主液，在五行中属火，能疏泄肝木之郁，善通乳络，《杂病歌》云"无乳膻中少泽烧"，可见两穴是历代生乳、通乳之效验穴。乳根属足阳明胃经，位于乳下，用之既可以补益气血，化生乳汁，又能行气活血，通畅乳络。脾俞、足三里，可健运脾胃，益气补血；内关、太冲均属厥阴经，有疏肝解郁，宽胸理气的作用，诸穴合用可收催乳、通乳之功。

操作

1. 毫针：常规消毒，乳根向乳房基底部平刺，使针感传向乳房；膻中向两侧乳房平刺；少泽实证用刺血方法，虚证用雀啄灸。得气后留针20～30分钟，每10分钟行针一次，每日治疗一次，直至乳汁涓涓而出。

2. 艾灸：取上述穴位3～5穴行温和灸，每穴灸10～15分钟，每日1次；或隔姜灸，每穴3～5壮，隔日1次。5～7次为1个疗程。

医案

杨某，女，27岁。2023年2月25日初诊。

主诉　产后乳汁不下3周。

现病史　患者3周前正常分娩产下一男婴，产后乳汁不下，家属请催乳师手法操作后，乳汁下，但量少不足以喂养婴儿。自行熬通草鲫鱼汤、猪蹄汤等已服用1周，患者乳汁量仍未见明显增加，且胃纳转差。因强烈要求母乳喂养，今至张奕主任门诊就诊。刻下：乳房柔软，胀感不明显，脸上苍白，语声低怯，体倦乏力，舌体胖嫩，有齿印，苔薄白，脉沉细。平素体虚，生育史 G2P1L1。

查体 乳腺发育正常，乳房柔软，不胀不痛，挤出乳汁质稀。

治疗 四诊合参，证属气血亏虚，患者平素体虚，产后气血俱损，乳汁生化乏源。治以补气益血，培元通乳。采用上述验方，取穴针刺，温和灸乳根、膻中、足三里，针灸同用，每日 1 次。嘱乳母保证睡眠，可食疗，多食丝瓜、鲫鱼汤等。连续治疗 3 日后，乳汁涓涓流出，胃纳稍转香。继以原方减灸法，加强足三里补法刺激量，巩固治疗 2 次后，电话回访患者诉纳香乳下。

按语

缺乳有虚实两端，如乳汁清稀，乳房柔软，属虚证，多为气血虚弱；若乳汁浓稠，乳房胀硬疼痛，属实证，多为肝郁气滞。乳汁为气血所化，如脾胃虚弱，化源不足，或临产失血过多，气血耗损，则影响乳汁的生成；若产后情志不调，肝失条达，气机不畅，经脉壅滞，气血不得运行，亦导致乳少。

故治疗当以调理气血，通络下乳为主。虚者补益气血，实者疏肝解郁，针灸取穴多以阳明经穴位和经验效穴为主。一般缺乳时间越短，针灸疗效越好；超过 1 个月，则疗效较不显著，因此需抓住治疗时机。同时，嘱乳母配合饮食疗法、疏导产后情绪、保证充足睡眠对治疗亦有重要作用。此外，因现有研究已明确光明穴、足临泣穴对乳汁分泌有抑制作用，故若有肝胆郁热者当避免选用此二穴。

十三 产后汗证

产妇于产后涔涔汗出，持续不止，动则益甚者，称为“产后自汗”；若寐中汗出湿衣，醒来自止者，为“产后盗汗”，两者统称为“产后汗证”。《诸病源候论》中首立“产后汗出不止候”，指出其发病主要为产时伤血致“阴气虚而阳气加之，里虚表实，阳气独发于外”。产后汗证在中医学中被称为“产后三急”证之一，是产后常见的症状，具有发病率高、治疗见效缓慢的特点，针灸治疗本病有较好的效果。

诊断

1. 病史：注意询问患者平素体质情况，有无结核、贫血等慢性病史。

2. 临床症状及体征：产后出汗量过多或持续时间长。产后自汗者，白昼汗多，动则益甚；产后盗汗者，寐中汗出，醒后自止。

3. 辅助检查：产后盗汗疑有肺结核者，应进行肺部X线检查。

验方

主穴　合谷、复溜、气海、阴郄。

配穴　气虚自汗型配足三里、太渊；阴虚盗汗型配太溪、照海。

方义　合谷、复溜分别是手阳明、足少阴经穴，一主气一主血，一泻一补，可调营卫气血而和阴阳，是古今治疗汗证之验穴；气海为元气所生之处，元气之所会，具有大补元气、补益肾气的作用，是治疗一切真气不足、中气下陷、诸虚损性疾病的要穴；阴郄穴为心经之郄穴，心主血脉，阴经郄穴善调血，“汗血同源”，故阴郄穴有益气养血敛汗的作用。

操作

1. 毫针：常规消毒，针刺诸穴，合谷行泻法，复溜行补法，气海、阴郄均用捻转补法。足三里、太渊、太溪、照海可随证取两穴行温针灸。每周3～4次，每次留针30～40分钟，每10分钟行针1次。7～10次为1个疗程。

2. 艾灸：取气海、关元、复溜、足三里、太溪穴，辨证选用3～4穴，予温和灸，每穴灸20～30分钟，隔日一次。10次为1个疗程。

医案

李某，女，35岁，2023年3月7日初诊。

主诉 产后汗多2月余。

现病史 患者于2月前自然分娩男婴1胎，产程较长，流血较多，产后汗多，先头部明显，后全身大汗，初起每日汗湿被褥2～3张，自服中药后稍有好转，但仍自汗涔涔，动辄更甚，睡不能安，产后乳汁亦少，常感头昏神疲。产后又感时疫（“新冠”），发热咳嗽，热退咳止后仍觉气短，乏力。平素易感，生育史G2P1L1。刻诊：全身汗出，头部更甚，问诊时汗自耳屏前下，自诉怕风，纳眠欠香，二便尚调，舌暗淡，苔薄白，脉细弱。

查体 肺部CT检查无异常，血常规提示红细胞、血红蛋白稍低于标准值。

治疗 产妇年已五七，素体易感，中气不足，复因产程较长，失血耗气，加之感染时疫，气虚益甚，卫外不固，腠理不密，津液外泄而自汗不止，辨证确切，按气虚证对症治疗。采用上述验方予温针灸，加百会、大椎提一身阳气，祛残余寒气。隔日治疗一次。二诊诉汗出稍减，无畏风之感。张奕主任在前方上加取血海、阴陵泉穴，施以补法，重在气血通调，以免血虚耗气，效果欠佳。三诊时患者面荣汗少，诉乳汁亦多，诸证皆平。继予前方针刺艾灸，巩固疗效。

按语

本病以产后出汗量多和持续时间长为特点。根据出汗发生时间不同，分自汗和盗汗。白昼汗多，动则尤甚为气虚自汗；寐中出汗，醒后即止为阴虚盗汗。气虚、阴虚为本病主因。多由素体虚弱，产后耗气伤血，气虚腠理不密；或阴血骤虚，阳气外越，迫津外泄而致。临床辨证时，除根据出汗时间在昼、在夜外，尚须结合兼症及舌脉进行分析。

治疗产后汗证，气虚者，治以益气固表，和营止汗；阴虚者，治以益气养阴，生津敛汗。要以补法为主，气血同调为要，再辅以敛汗为治，共奏标本同治之效。但临床常见“阳损及阴，阴损及阳”，自汗、盗汗并非绝对地分属气虚、阴虚。正如《景岳全书·汗证》云：“诸古法云自汗者属阳虚……盗汗者属阴虚……自汗、盗汗亦各有阴阳之证，不得谓自汗必属阳虚，盗汗必属阴虚也。”张奕主任认为，基于气与津互根互生的生理关系，治疗自汗时，不可忘佐以滋阴之穴；治疗盗汗时，亦可予以补气之法。如此，“阴中求阳，阳中求阴”，相得益彰，收效乃佳。

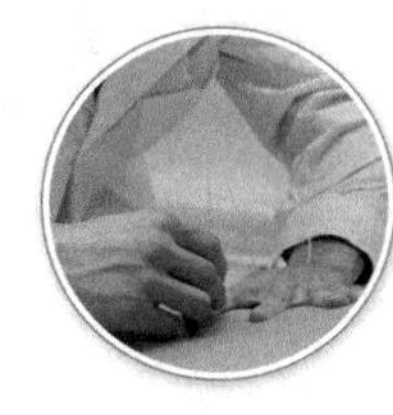

第四章　儿科疾病

一 小儿咳嗽

咳嗽是儿科临床上的多发病，尤其在 7 岁以下儿童群体中发病率最高，其临床表现以咳嗽、咳痰为主。本病发病因素复杂多样，一年四季均可发病，冬春季节及季节交替时尤其好发。小儿脏腑娇嫩，形气未充，加之呼吸道特殊的解剖及生理特点，导致小儿咳嗽高发，症状较重，对其饮食、睡眠、学习等均产生严重影响。若咳嗽不能及时治疗，则有可能发展成肺炎喘嗽，影响儿童心肺功能和生长发育，给家庭和社会带来沉重的经济与精神负担。现代医学治疗尚无特效治疗小儿咳嗽的方法，主要依靠抗感染治疗及止咳药等对症治疗，但疗效一般，容易反复，且小儿依从性差，服药困难。针灸治疗本病从整体观念出发，采用辨证论治的方法，从而使阴阳平衡，脏腑协调；且具有简、验、效、廉等优点，患儿对此疗法容易配合，被广泛应用于临床。

诊断

1. 症状：以咳嗽、咳痰为主要症状，大多继发于上呼吸道感染后。发热达 37.5～40.5℃，或不发热。

2. 体征：胸部可闻及干、湿性啰音，以不固定的中等水泡音或呼吸音增粗。

3. 实验室检查：血常规提示白细胞正常或稍低，由细菌引起或合并细菌感染时白细胞升高。

4. 影像学检查：X 线片未见异常，或肺纹理增多、增粗。

验方

主穴 大椎、肺俞、列缺、合谷、定喘、天突。

配穴 外关、尺泽、丰隆、行间。

方义 咳嗽主要在肺，肺俞为肺气输注之处，位邻肺脏，可调理肺脏气机，使其清肃有权，既可宣肺，又可益肺，对一切咳嗽均可使用；大椎为督脉要穴，能祛风清热解表；列缺为手太阴经络穴，合谷为手阳明经原穴，两穴原络相配，表里相应，可疏风祛邪，宣肺止咳；天突、定喘为经验效穴，有止咳平喘之效。

操作 让患儿充分暴露前臂、膝关节以下及颈背部，选用 0.18 mm×25 mm 一次性无菌针灸针。常规消毒后，大椎、肺俞、合谷、定喘、天突直刺 0.2～0.3 寸，列缺平刺 0.2 寸，针下有沉紧感后行捻转泻法 30 s，然后迅速出针。针后使患儿充分暴露背部，选用 1 号火罐，取定喘、肺俞拔罐 5 分钟，以皮肤潮红为度。隔日 1 次，10 次为 1 个疗程。

医案

张某，女，7 岁，2021 年 10 月 13 日初诊。

主诉 咳嗽半月余。

现病史 患儿半月余前因受凉感冒后咳嗽，经治疗后咳嗽症状减轻，但至今未愈，曾服中药汤剂及止咳西药，效果均不明显。刻下症：咳嗽阵作，夜间尤重，有黄痰，质黏量少，不欲饮食，夜寐欠佳，舌质红，苔黄腻，脉数。查体：咽部充血水肿，扁桃体轻度肿大，肺底部可闻及湿性啰音。

治疗 证属痰热壅肺证，治以清肺化痰。采用上述验方，取大椎、肺俞、列缺、合谷、定喘、天突、尺泽、丰隆速刺，行泻法，配合拔罐。治疗 3 次后，诸症减轻，咳嗽频率降低，夜寐较前好转。5 次后咳嗽消失，食欲转佳，听诊正常。

按语

咳嗽病名最早见于《黄帝内经》，与外邪的侵袭及脏腑功能失调有关，但与外邪侵袭关系最为密切。小儿脏腑娇嫩，卫外功能较差，加之寒温不知自调，易为六淫外邪侵袭；小儿又为纯阳之体，传变迅速，感邪则趋于热化，初起无论感受风寒或风热之邪，就诊时往往已经化为热证，形成多种急性热病。《幼科要略》提出："襁褓小儿，体属纯阳，所患热病最多。"

肺为五脏六腑之华盖，主气，司呼吸，外合皮毛，开窍于鼻，风、寒、热等外邪从口鼻、皮毛侵入人体，肺首当其冲，导致肺气闭遏不通，失其清肃之令，肺气上逆而咳。治疗以驱散外邪、宣通肺气为法。

现代医学认为外感咳嗽是因呼吸道黏膜或胸膜受到异物、细菌、病毒等刺激，致使黏膜充血、水肿、分泌物增多而引起。小儿呼吸系统尚未发育完善，如咳嗽反射功能差，纤毛运动力弱，难以及时有效地清除吸入的灰尘、异物和痰液等分泌物；儿童免疫器官发育不成熟，免疫力不足，易患呼吸道感染，而产生咳嗽等症状。针灸可直接作用于局部，通过下调肺内树突细胞、抑制 T 细胞亚群比例来预防和减轻过敏反应；通过调节免疫球蛋白、细胞因子释放、炎症效应细胞等减轻气道炎症反应，消肿止痛，利咽止咳。

二 小儿疳积

小儿疳积，又称“疳证”，是由喂养不当，或因多种疾病的影响，使脾胃受损、气液耗伤而致全身虚弱、面黄肌瘦、毛发稀疏、腹部膨隆、精神萎靡或烦躁为主要特征的一种病证。本病病势缓，病程长，病情顽固复杂，易出现各种兼夹证，重者致阴竭阳脱而危及生命，历代医家视为“恶候”，是古代儿科四大要证之一，威胁着婴幼儿的健康成长。本病发病不受季节、地区的限制，各年龄组皆可发病，多见于5岁以下的儿童。本病相当于西医的严重营养不良综合征，治疗上以合理补充营养素，调节消化道功能，改善饮食为主，但缺乏针对性疗法。中医根据辨证论治原则治疗小儿疳积能够兼顾多个脏腑进行整体调节，既能消除病因又能缓解多种兼症。针灸作为中医外治疗法，在小儿疳积治疗中沿用已久，疗效显著；且因其价廉方便，操作简单，无不良反应，见效快而易于被患儿和家长接受，在临床上发挥着重要的作用。

诊断

1. 食欲较前低下，体重减轻或无明显增长，身高低于正常，腹部皮下脂肪逐渐减少，颜面皮下脂肪、肌肉可无明显变化。

2. 皮肤正常或苍白，肌肉稍松弛，精神轻微不安，情绪急躁。

3. 可伴有贫血、多种维生素缺乏症，机体抵抗力低下，易感染。

验方

主穴 中脘、足三里、脾俞、四缝。

配穴 章门、期门、胃俞、建里、天枢、三阴交、肝俞、膈俞、百虫窝。

方义 本病病位在脾胃，中脘乃胃之募穴，又为腑会，足三里为胃之下合穴，合脾之背俞穴共奏健运脾胃、化滞消疳之效；四缝为经外奇穴，是治疗疳积的经验效穴。

操作 患儿充分暴露腹部、背部及膝关节以下肢体，用75%酒精消毒穴位。中脘、足三里、脾俞选用0.18 mm×25 mm一次性无菌针灸针直刺0.3寸，得气后中脘、脾俞、足三里采用捻转补法，行针30 s后出针。四缝穴选用一次性采血针快速点刺2 mm～4 mm，点刺后随即拔针，而后用力挤压穴位，挤出黄白色积液，直至再挤不出黄白色积液为止。3日治疗1次，10次为1个疗程。

医案

王某，男，2岁1个月，2020年6月5日初诊。

主诉 形体偏瘦1年余。

现病史 患儿足月顺产，混合喂养，4个月时因“腹泻”检查发现乳糖不耐受，后大便不成形，每日3～4次，进而出现形体消瘦，体重低于同龄儿，曾于外院间断治疗，未见明显好转。刻下症：形体偏瘦，体重10.5 kg，走路不稳，易跌倒，腓肠肌稍肥大；咽略红，食欲亢进，晨起口中异味，矢气多，大便不成形，餐后即大便，每日3～4次，夜寐多汗，喜翻身，易惊惕，时感手心偏热，平素喜揉鼻、眼，小便调，舌淡红、苔薄白，指纹淡红、隐于风关。

治疗 证属脾胃虚弱，治以健脾助运。采用上述验方，3日治疗1次。治疗1个疗程后，患儿体重11.0 kg，腹胀好转，食欲仍亢进，矢气多，大便偏干，每日3～4次，夹有不消化食物，盗汗，动辄汗出，眼痒，入睡困难，夜间哭闹，性情急躁，加用合谷、复溜、太冲、百会、印堂。继续治疗 2 个疗程后，患儿食欲、胃纳均改善，体重已增至 13 kg。治疗期间嘱患儿家长注意饮食调理，少吃豆类、麦类制品、糕饼、煎炸食品及各类零食，如花生、瓜子、冷饮、巧克力等。

按语

“疳”之病名，首见于《诸病源候论》：“蒸盛过，伤内则变为疳，食人五脏。”“久蒸不除，多变成疳。”至唐代《颅囟经》中提及疳证亦属于小儿病。疳之含义，一是“疳者，甘也”，言其因，疳证乃恣食肥甘厚味，脾胃受损引起。二为“疳者，干也”，言其病机与主症，气血津液干涸，形体消瘦之意。后经历代医家不断完善其病因病机，认为其是由于喂养不当，或因多种疾病的影响，使脾胃受损，气液耗伤而致；部分为先天禀赋不足，脾胃素虚，复因父母喂养不当，使脾胃再度受损，化源不足，渐至形体羸瘦，气液内亏，而成疳证。张奕主任医师认为，脾胃失调是形成疳证的主要原因，治疳重点在于调理脾胃，恢复运化，使水谷精微化生有源，故取脾胃经之募穴及背俞穴为主治疗本病。

四缝穴为经外奇穴，点刺可疏通胃肠经络，促进胃肠气血运行，改善食欲。现代研究亦表明四缝穴针刺可明显增加食欲刺激素、神经肽 Y 的表达，同时抑制瘦素合成，从而达到改善小儿食欲的治疗目的。在针刺四缝穴时，需注意点刺深浅要根据患儿的具体年龄、体质决定，不可过深，以免伤及指关节。

三　抽动秽语综合征

抽动秽语综合征（TS）是一组以头部、肢体和躯干等多种部位肌肉组织的突发性不自主多发抽动，同时伴有爆发性怪声或骂人词句的锥体外系疾病。本病以不同程度的眨眼、皱眉、清嗓、吸鼻、咧嘴、伸舌等为主要临床表现，若病情进展，抽动将更加复杂化、多样化，出现摇头、伸脖、耸肩、抖手、颤腿、顿足等肢体抽动症状。本病可伴发多种行为症状，如注意缺陷多动障碍、强迫障碍、自伤行为及情绪障碍等，严重影响患儿的心理健康和社会功能。本病发病机制尚不清楚，可能与遗传、自身免疫、环境因素、精神代谢等因素相关。目前该病的西医治疗多以多巴胺受体阻滞剂、α受体激动剂、心理行为治疗等为主，但这类药物治疗存在用药时间长、嗜睡、胃肠道反应、锥体外系反应等不良作用，家长多对心理行为治疗存在认知误区，导致患儿用药依从性不高，容易反复发作。相比较西药治疗而言，针灸结合其他疗法对于小儿抽动秽语综合征的治疗有独特的优势，以针刺为主要治疗手段的临床研究显示有较为可观的疗效，因其不良反应少且花费较低，愈来愈被接受和推广。

诊断

1. 在18岁前发病。

2. 具有多状态的动态抽动及1种或多种声音性抽动，可在不同时间出现，抽动表现为突然、迅速、重复的、非节律的、刻板的抽动或怪声。

3. 抽动每日多发，表现为阵发性抽动，症状连续或间断发作超1年，其无症状间歇期不多于3个月。

4. 上述症状不是直接由内科疾病或某些药物引起。

5. 上述症状严重地影响了患者的日常生活、学习、社交。

验方

主穴 百会、四神聪、印堂、神庭、本神、迎香、内关、中脘、下脘、气海、关元、太溪。

配穴 太冲、足三里、天枢、大横、丰隆、三阴交、血海。

方义 百会、印堂位居督脉，督脉入络于脑，有醒神开窍之功，且印堂为止痉的经验穴；四神聪治“狂乱风痫”，刺百会配四神聪可调理脑神；神庭汇聚督脉上行之气，本神为足少阳经与阳维脉之交会，阳维脉通过维系、联络诸阳经通于督脉，二者配合印堂共奏调神定志之功。迎香穴为手足阳明经交会之处，针刺迎香穴，可令腑气通畅，浊气下降，清阳上升，则脑窍轻灵，神志得安。内关为心包经之络穴，与阴维相通，内络五脏，故刺之可祛邪而宁心安神。中脘为胃之募穴，与下脘均位于胃脘处，二者相配可理中焦，运化水谷精微以补充元气；脾胃为气机升降之枢纽，此二穴可推动脏腑气机协调，元气得以顺利施布五脏六腑。关元为足三阴经交会穴，集先后天之本于一体，有培肾固本、补益元气之效。气海为先天元气汇聚之处，合足少阴肾经原穴太溪，可培补元气。

操作 患儿取仰卧位，针刺穴位常规消毒后，选用0.18 mm×25 mm 毫针，百会、四神聪、神庭、本神皆向后平刺 12 mm～20 mm，得气后提插平补平泻；针刺印堂时，提捏局部皮肤向下平刺 7 mm～12 mm；针刺迎香时，针尖沿鼻唇沟；腹部穴位直刺进针，以手下沉紧感为度；针刺太溪前，押手多次按压穴位，宣散局部气血，缓慢进针 12 mm～20 mm，以求最大限度降低痛感。

医案

李某,男,8岁,2021年9月16日初诊。

主诉 眨眼1年余,伴喉中“咯咯”声半年。

现病史 1年余前无明显诱因出现眨眼,伴注意力不集中,摇头晃脑,于外院行脑电图和颅脑CT检查未见明显异常,诊断为“抽动障碍”,予氟哌啶醇口服后未见明显好转,后症状进行性加重,半年前出现喉中“咯咯”声。刻下症:眨眼频繁,伴喉中“咯咯”声,摇头晃脑,烦躁易怒,注意力不集中,耶鲁综合抽动严重程度量表(YGTSS)评分27分,平素胃纳差,时有呕吐,夜寐欠佳,大便溏,面色淡黄,体型瘦弱,舌红、苔白腻,脉弦细。

治疗 证属“脾虚肝亢”,治宜扶土抑木,培元调神。采用上述针灸处方,隔日1次,每周3次,每次留针30 min。针灸治疗10次后,眨眼频率降低,注意力不集中明显好转,余症状基本消除,加用太阳,直刺12 mm～15 mm。针灸治疗16次后抽动症状基本消失。

按语

中医学没有“抽动秽语综合征”病名,当属中医学“肝风”“抽搐”“慢惊风”“瘛疭”“筋惕肉瞤”等病证范畴,多为小儿病。现代研究表明,针灸可能通过调节神经递质,以改善患儿抽动症状。

小儿神气怯弱,缺乏调节情绪的能力,TS患儿往往有性格执拗、急躁易怒、易紧张恐惧等特点,长期情志刺激,气机升降出入紊乱,破坏脏腑之间功能协调平衡,形神不能合一,表现出精神、行为异常。张奕主任医师认为,本病重在调神,调神之机在于通督,督脉入络脑,脑为元神之府,针刺督脉穴位可起到调神之效,因此临床以取督脉及相关腧穴为主。

此外,元气为五脏六腑之本、十二经脉之根;元气受脾肾培补,气足则精盈，精盈则神明。TS 患儿元气亏虚，脏腑之精不盈；又因病程较长，易反复发作，进一步亏耗肾精，损耗元气，影响元神及五脏神化生，因此在治疗中也需注意顾护脾胃，培元充精。故取中脘、下脘、气海、关元四穴引气归元，以后天养先天元气，充盈脏腑。

四　小儿脑性瘫痪

脑性瘫痪(CP)简称“脑瘫”,是一组因发育中胎儿期或婴幼儿期脑部非进行性损伤,导致患儿持续存在的中枢性运动和姿势发育障碍、活动受限的临床综合征。脑性瘫痪的运动障碍可伴随感觉、认知、沟通、知觉、行为等异常及癫痫发作,和继发性骨骼肌肉系统异常。引起CP的病因较多,可分为出生前、出生时和出生后三类。约1/3病因不明。多数患儿生后6个月之前即有明显运动发育异常。病程呈静止性,随年龄增长,运动功能渐趋好转,但仍落后于正常同龄小儿。常合并其他神经系统异常,如智力低下、癫痫、斜视、弱视、眼球震颤、听觉异常、语言障碍等。中医治疗脑瘫疗效确切,其中针灸疗法治疗脑瘫疗效较好且应用较广泛。近年来,针刺疗法越来越成为治疗脑瘫的重要临床治疗手段,其疗效也在实践中逐步得到证实,并在我国脑瘫治疗领域得到广泛应用。

诊断

1. 病史:许多围生期危险因素被认为与脑性瘫痪的发生有关,主要包括:①围生期脑损伤:如缺血缺氧性脑病、新生儿脑卒中、产伤、颅内出血;②与早产有关的脑损伤:如脑室周围脑白质软化、脑室内出血;③脑发育异常:脑发育畸形、遗传性或代谢性脑发育异常;④产后脑损伤:如核黄疸、中枢性神经系统感染;⑤产前危险因素:如绒毛膜羊膜炎、宫内发育迟缓、毒物接触、先天性

TORCH 感染等。

2. 临床症状、体征：脑性瘫痪的运动障碍在儿童发育过程中表现得很早，通常在 18 月龄以内，表现为延迟或异常的运动发育进程。其症状会随着患儿发育而出现变化是脑性瘫痪的基本特征，可与运动发育相对成熟后获得性运动障碍相区别。脑瘫患儿的脑内病变是静止的，非进展的。其临床表现主要包括：

(1) 运动发育落后和瘫痪肢体运动障碍：患儿的运动发育落后，包括抬头、坐、站立、独走等大运动及手指的精细动作。

(2) 肌张力异常：因不同临床类型而异，痉挛型表现为肌张力增高；肌张力低下则表现为瘫痪肢体松软，但仍可引出腱反射；手足徐动型表现为变异性肌张力不全。

(3) 姿势异常：受异常肌张力和原始反射延迟消失不同情况的影响，患儿可出现多种肢体异常姿势，并因此影响其正常运动功能的发挥。

(4) 反射异常：多种原始反射消失延迟。腱反射活跃，可引出踝阵挛和阳性 Babinski 征。

3. 辅助检查：1/2～2/3 的患儿可有头颅 CT、MRI 异常(如脑室周围白质软化等)；脑电图可有异常背景活动，伴痫性放电波者应注意合并癫痫的可能性。

验方

主穴 百会、四神聪、前顶、后顶、风府。

配穴 上肢取肩髃、曲池、外关、合谷；下肢取环跳、风市、阳陵泉、悬钟；听力障碍加听宫、听会、完骨；语言謇涩加廉泉、通里、哑门。

方义 百会、四神聪、前顶、后顶、风府以开窍醒脑，益精填髓；肩髃、曲池、外关、合谷疏通上肢经络，环跳、风市、阳陵泉、悬钟疏通下肢经络，听宫、听会、完骨以疏通耳部经络，廉泉、通里、哑门以通窍利咽。诸穴相配，标本皆治，共奏醒神益脑、强筋健骨之功效。

操作　取百会、四神聪、前顶、后顶、风府各穴平刺，四肢各穴常规刺法。每次30分钟，1天1次，10次为1个疗程，治疗5～10个疗程或以上为佳。

医案

张某，男，1岁2个月，2021年2月11日初诊。

主诉　运动障碍1年。

现病史　出生后3个月发现运动障碍，表现为抬头困难，至7个月抱起时头部方能直立，需家长辅助才能翻身，至今不能独坐，不能爬行，不能站立，语言含糊不清。今至张奕主任门诊就诊。现患者主要表现为运动障碍。病来无畏寒发热，无尿频、尿急、尿痛，无潮热盗汗，无四肢关节游走性疼痛等。胃纳可，二便调，舌紫苔薄白，舌下络脉瘀滞，脉涩。

查体　体温36.3℃，呼吸28次/分，脉搏106次/分，血压90/60 mmHg，头围45 cm，体重8.5 kg，身长75 cm，神志清，烦躁，语言理解及表达可，发音含糊。心肺及腹部听诊及触诊均为阴性。全身可见不自主动作，安静时不明显，阵发性加重，紧张及主动运动时明显，面部及上肢尤为突出。四肢深反射亢进，双侧踝阵挛未引出，Babinski征(+)。

治疗　采用上述验方，每周治疗三次，10次为1个疗程。第一次治疗以百会、四神聪为主，采用上述刺法，留针30分钟；在之后的治疗中，观患儿接受程度，逐渐增加针刺腧穴。跟踪治疗1年后患儿现上述诸症均较前好转。

按语

祖国医学中并未有“脑瘫”之称谓，中医可归于“五迟”“五软”“痿证”“胎弱”“胎怯”之范畴。中医学认为是由于先天胎禀不足，精气未充，肝肾亏损，或后天失于调养，脾胃亏损，气血虚弱，筋骨肌肉失于濡养所致。《幼幼集成》中云："胎怯者……非育于父母之暮年，即生于产多之妇。"《幼科发挥·胎疾》曰："胎弱者，禀受于气之不足也……如受肺之气为皮毛，肺气不足，则皮脆薄，怯寒，毛发不生；受心之气为血脉，心气不足，则血不华色，面无光彩；受脾之气为肉，脾气不足，则肌肉不生，手足如削；受肝之气为筋，肝气不足，则筋不束骨，机关不利；受肾之气为骨，肾气不足，则骨软。"

百会位于头部颠顶，为手足三阳与督脉之交会穴，有开窍醒神、回阳固脱之功效。四神聪为经外奇穴，主治脑病疾病及神志病，前顶、后顶为督脉经之穴具有补益髓窍之功效。哑门内应舌咽，主治喑症，凡诸喑症具可取之。

本方的主穴均在头部，取益精填髓之意，具体针刺时以平刺为主，风府、哑门位于后枕部与颈部连接之处，在针刺应需注意针刺深度及角度，防止刺伤脑干及延髓。针刺时动作宜温和，如未出现放射感亦不可施以强烈刺激，以免患者出现晕针、滞针等不良情况，针刺时应熟悉局部解剖层次，逐步在实践中熟练。

五 注意缺陷多动障碍

注意缺陷多动障碍(ADHD),亦被称为"儿童多动症""多动障碍",是一种神经发育障碍性疾病,起病于儿童期,表现为与同龄儿童相比,出现与年龄或发育水平不相称的明显的、持续的注意力不集中,活动过度,冲动,情绪不稳和学习或工作困难。40%~65%的儿童期 ADHD 会持续至成人,并且近 50%的儿童期 ADHD 患者会在成年期表现出 ADHD 症状。ADHD 可引起儿童学习障碍、情绪障碍、适应障碍及社会关系和家庭功能问题。近年来,针灸治疗 ADHD 的临床疗效得到了广泛的认可,有学者认为针刺治疗通过调节阴阳、气血,可使患儿阴阳平衡、气血调达,躁动得宁。

诊断

依据 DSM-5 的诊断标准诊断注意缺陷多动障碍。

1. 一个持续的注意缺陷和(或)多动-冲动的模式,干扰了功能或发育,以下列(1)或(2)为特征。

(1) 注意障碍

有 6 项(或更多)的下列症状持续存在至少 6 个月,且达到了与发育水平不相符的程度,并直接负性地影响了社会和学业/职业活动:①经常不能密切关注细节或在作业、工作或其他活动中犯粗心大意的错误;②在任务或游戏娱乐活动中经常难以维持注意力;③当别人对其直接讲话时,经常看起来没有在听;④经常不遵循指示以致无法完成作业、家务或工作中的职责;⑤经常难以组织任务和活动；⑥经常回避、厌恶或不情愿从事哪些需要精神上持续努力的任务；⑦经常丢失任务或活动所需的物品；⑧经常容易被外界的刺激分神；⑨经常在日常活动中忘记事情。

(2) 多动和冲动

有 6 项(或更多)下列症状持续存在至少 6 个月，且达到了与发育水平不相符的程度，并直接负性地影响了社会和学业/职业活动：①经常手脚动个不停或在座位上扭动；②当被期待坐在座位上时却经常离座；③经常在不适当地场合跑来跑去或爬上爬下；④经常无法安静地玩耍或从事休闲活动；⑤经常“忙个不停”；⑥经常讲话过多；⑦经常不能等待交谈顺序；⑧经常难以排队等候；⑨常常打断或干扰他人。

2. 若干注意障碍或多动、冲动症状在 12 岁之前就已经存在。

3. 若干注意障碍或多动-冲动症状存在于 2 个或更多的场合。

4. 有明确的证据显示，这些症状干扰或降低了社交、学业或职业功能的质量。

5. 这些症状不仅仅出现在精神分裂症或其他精神病性障碍的病程中，也不能用其他精神障碍来更好地解释。

验方

1. 体针

主穴 百会、四神聪、神门、内关、三阴交。

方义 百会、四神聪位于头部，可安神定志、健脑益智，神门为心之原穴，内关为心包经之络穴，二穴合用可宁心安神，三阴交为脾、肝、肾三经交会穴，可健脾、调肝、益肾。

操作 四神聪向百会穴透刺，神门、内关、三阴交常规针刺。

2. 头针

取穴 顶颞前斜线、额中线、顶中线、顶旁 1 线、顶旁 2 线、颞前线。

针法　常规针刺。

医案

患儿，女性，9岁2个月，三年级。

主诉　上课多动、注意力不集中3年，成绩下降1年。

现病史　患儿3年前开始表现为上课注意力不集中，做小动作、玩弄手指和学习用具，课堂上和小朋友讲话，老师多次提醒无效。作业需要家长陪伴完成，经常写一会儿，玩一会儿，题目看错或写错，学习用品也经常丢失。与同学关系尚和睦。三年级开始，学习成绩下降明显、波动大，学习兴趣下降，与人对话似听非听。家长威逼利诱、打骂、心理咨询均无明显效果，故前来就诊。否认"脑炎""癫痫""脑外伤"等重大疾病史，否认睡眠障碍史。否认"注意缺陷多动障碍"家族史。

查体　T 36.6℃，P 78次/min，R 23次/min，BP 96/65 mmHg，Ht 150 cm，Wt 35 kg。神志清，呼吸平，表浅淋巴结未触及，皮肤黏膜正常，面色可，心肺听诊正常，腹软，未触及包块，双下肢肌张力和肌力正常，神经系统检查无异常体征。

治疗　采用上述验方，每周治疗三次，10次为1个疗程。第一次治疗以百会、四神聪、内关为主，上述刺法，留针15分钟；第二次，观患儿对针刺的接受程度可，增加神门、三阴交等腧穴，留针时间增加至20分钟，患者接受良好。第三次后增加头皮针治疗，取顶颞前斜线、额中线、顶中线、顶旁1线、顶旁2线、颞前线，留针1小时，如患儿可接受则可延长留针时间。跟踪治疗1年后患儿上述诸症均较前好转。

按语

中医学文献中并没有ADHD具体病名的记载，但有"烦躁煽动""躁而不静"等相关描述，属于中医"躁动证""脏躁"范畴。《灵枢·行针》有"重阳之人，其神易动，其气易往也……言语善疾，举足善高"等条文描述。明代儿科著名医家万全认为小儿有"四不足"，即肺常不足、脾常不足、肾常虚、阴常不足；小儿有"三有余"，即肝常有余、心常有余、阳常有余。脾气虚则生化失常，易酿湿生痰，痰火上扰，引动肝风；肾病主虚无实，肾虚则精气不能内守，精亏则可发为抽动。此病多因先天禀赋不足、后天养护不当、外伤或情志失调等因素造成，病机为阴阳失调，阴不制阳，阴精不足而阳动有余是其主要病机特点，脏腑功能失调是其主要病理改变。由阴阳失衡，动静失制引起。针灸治疗多动症以体针及头皮针为主。通过对百会、四神聪及头皮针诸症的针刺达到补肾益髓、强督补脑，并调节全身气机、脏腑功能，使之阴平阳秘、诸脏得养、神志得健。

六 小儿哮喘

小儿支气管哮喘，简称“小儿哮喘”，是儿童时期最常见的慢性呼吸道疾病。哮喘是多种细胞（如嗜酸性粒细胞、肥大细胞、T 淋巴细胞、中性粒细胞及气道上皮细胞）和细胞组分共同参与的气道慢性炎症性疾病，这种慢性炎症导致气道反应性增加，出现广泛多变的可逆性气流受限，并引起反复发作性的喘息、气促、胸闷或咳嗽等症状，常在夜间或清晨发作或加剧，多数患儿可经治疗缓解或自行缓解。近年来随着社会的进步、经济的发展和生态环境的改变，小儿哮喘的发病率呈明显上升的趋势。小儿哮喘如诊治不及时，随着病程的延长可产生不可逆性狭窄和气道重塑。西医目前大多采用抗炎、解除支气管痉挛、抗过敏的原则，以激素治疗为主。但激素治疗有较大的不良反应，尤其大量长期用药可造成儿童生长发育障碍。我国的中医药在防治小儿哮喘方面有其悠久历史、特色和优势，其中针灸治疗小儿哮喘有着独特的疗效，对于急性期及缓解期均有效果，值得推广。

诊断

1. 临床特点：反复发作的喘息、咳嗽、气促、胸闷，多与接触变应原、冷空气、物理、化学性刺激、呼吸道感染及运动等有关，常在夜间和（或）清晨发作或加剧。轻度发作时，可出现活动后气促，但能平卧，说话成句；中重度发作时，休息时亦可气促，不能平卧，仅能说单字，多伴有焦虑烦躁；哮喘危重度时则呼吸不规整，不能说话，意识模糊。

中医认为轻证发时哮鸣，呼吸困难，不久能逐渐平复；重证则灸法不已，咳嗽喘鸣气促，不能平卧；若哮发急剧，张口抬肩、面色青灰、颜面浮肿、肢厥身冷，则为险逆之候。

2. 体征：轻度发作时，脉率略增快，常无发绀及三凹征；双肺可闻及散在、以呼气相为主的哮鸣音，呼气相延长。中重度发作时，脉率明显增快，通常伴有发绀及三凹征，可闻及双相、弥漫、响亮的哮鸣音。哮喘危重度时，脉率减慢或不规则，发绀明显，可出现胸腹反常运动，双肺哮鸣音减弱乃至消失。

3. 治疗后反应：临床症状和体征经抗哮喘治疗有效是确定哮喘诊断的有效方法，尤其是对<6 岁儿童。如果吸入糖皮质激素或支气管舒张剂治疗无效，则哮喘的诊断需要重新审定。

4. 辅助检查：血氧饱和度监测、肺功能检查、呼出一氧化氮检测、过敏原检测、影像学检查、支气管镜检查。

验方

1. 急性期

主穴 大椎、定喘、肺俞、膻中、足三里、丰隆。

配穴 热哮证加鱼际、合谷，寒哮证加风门、外关。

刺法 各穴平补平泻，留针 30 分钟，热哮可在大椎、鱼际点刺出血；寒哮可在风门、肺俞两穴加施灸法，考虑到小儿皮肤稚嫩，故以温和灸为宜。

拔罐 在哮喘急性发作期，可在两侧膀胱经行走罐，一般 1～2 个循回，以皮肤潮红为主，走罐完毕后可在肺俞处留罐 3～5 分钟，留罐时间长短视患儿皮肤情况而定。

2. 缓解期

主穴 定喘、肺俞、膻中、足三里。

配穴 肺气亏虚者加厥阴俞、膏肓，脾气亏虚者加脾俞、太白，肾气亏虚者加肾俞、太溪。

治疗 缓解期以穴位贴敷治疗为主，时间一般选在三伏天，以头伏、中伏、末伏为时间点，10 天贴一次，每个三伏天贴 4 次。

医案

陈某，男，3 岁 10 个月，2021 年 3 月 18 日初诊。

主诉 咳嗽、气喘 1 周。

现病史 1 周前患儿在无明显诱因下在家中出现咳嗽，病初咳嗽不剧烈，偶咳 1～2 声，逐渐加重为阵发性连咳，每次连续咳嗽 10 余声，有痰不易咳出，咳嗽剧烈时伴有呕吐，吐少许白色黏痰，同时伴有气喘，活动后明显。病来无发热，体重无增减。否认异物呛咳史，否认结核接触史。在妇儿医院呼吸科就诊，予“泼尼松龙”口服，“布地奈德混悬液”吸入等治疗，症状较前好转。

查体 Wt 16 kg，T 36.8℃，P 136 次/分，R 36 次/分，SpO_2 94%。神清，精神软，气稍促，无明显三凹征，咽红，双肺呼吸音粗，可闻及呼气相哮鸣音，呼气相延长，心律齐，腹软，肝脾未及明细肿大，神经系统检查阴性。舌淡红，苔淡白，脉弦紧。

辅助检查 血常规：WBC 9.05×10^9/L，N 35.7%，L 41.4%，E 8%，Hb 129 g/L，PLT 345×10^9/L，PLT 354×10^9/L，CRP 6 mg/L。血生化五项：正常。降钙素原：0.2 ng/mL。

痰培养：阴性；PPD：阴性；呼吸道病毒抗体：均为阴性。痰 MP、CP、CT - DNA：阴性。

血过敏原检测：尘螨 9.30 IU/mL，狗毛屑 3.5 IU/mL。

血 IgE＞400 IU/mL，IgA、IgG、IgM 均正常。

中医诊断 哮喘，寒哮。

西医诊断 支气管哮喘。

治疗 根据以上验方，初诊取大椎、定喘、肺俞、膻中、足三里、丰隆，加风门，外关。以短毫针浅刺，观患儿接受程度，留针 5 分钟，起针后在肺俞穴、风门穴施以温和灸，灸 10～15 分钟，至皮肤潮红为度。治疗完毕后，患儿咳嗽气喘较前好转，嘱家属注意保暖，避免接触过敏物质，并每周三次带患儿来针灸门诊继续治疗。二诊患儿家属诉咳嗽气喘较前好转，继续之前治疗，留针时间增加至 10 分钟，留针过程中注意患儿保暖，起针后继续在肺俞穴及风门穴温和灸治疗，治疗过程同前。经 10 次治疗后患儿咳嗽气促基本缓解。随诊一个月未复发。

按语

古代医籍对哮喘记载颇多，《素问·通评虚实论篇》和《素问·阴阳应象大论篇》中就分别对“喘鸣”“喘息”等进行了描述。金元之前，医家多将其列入喘门，元代朱丹溪最先将其命名为“哮喘”，并阐明“哮专主于痰”的病机。小儿脏腑娇嫩，“脾肺肾常不足”，而痰的产生则主要责之于“肺不能布散津液，脾不能运化精微，肾不能蒸腾水液”，以致津液凝聚于肺成“痰饮”，成为“夙根”。故此后每遇气候变化、饮食不当、情志不畅、劳累等诱因则易于引动“痰饮”发展为“哮喘”。

哮喘在发作时以“邪实”为主，故治疗时应以攻邪治标，降气平喘、止咳化痰为主。缓解期则应调补脾、肺、肾三脏之不足，以培元治本为主，以脏腑功能得以调整，水液运行功能正常，则“痰饮”夙根自消。

晋代皇甫谧的《针灸甲乙经》云：“肺气热，呼吸不得卧，上气呕沫，喘气相追逐，胸满胁膺急，息难……肺俞主之。”唐代孙思邈的《备急千金要方》云：“治肺寒方：灸肺俞百壮。”

张奕主任治疗小儿哮喘以“盛则泻之，虚则补之，热则疾之，寒则留之”为治则，主张须先辨明“寒热虚实”，而后随证下针。因小儿脏腑娇嫩，传变迅速。应及时观察小儿病情变化，必要时以中西医结合治疗为宜，切实保障儿童健康。

七　小儿厌食

厌食症是指排除全身性和消化道器质性疾病，较长时间的食欲减退或消失，食量减少甚至拒食的一种常见病症。其发病机制可能与喂养机制紊乱、血清瘦素的降低、锌的缺乏、甲状腺激素水平下降等因素有关。长期厌食可导致患儿抗病能力下降，易反复感冒。严重者可造成营养不良及多种维生素与微量元素缺乏，影响小儿的体格和智力发育。中医治疗根据整体观念及患儿证候特点辨证施治，可获良效。尤其是针灸治疗如毫针针刺、挑四缝等方法简单，无不良反应，易于被患儿及家长所接受。

诊断

目前尚无统一的诊断标准，但出现以下几种情况，可考虑小儿厌食症。

1. 年龄：14 岁及以下的儿童。

2. 病程：2 个月及以上。

3. 食量：食欲明显减退，不思饮食甚至拒食，进食量比过去明显减少：3 岁以下儿童每日面食、米饭、面包等谷类食物摄取量不足 50 g，3 岁以上儿童每天谷类食物摄取总量不足 75 g，同时，肉、蛋、奶等摄入量极少。

4. 膳食情况：蛋白质热量摄入量不足，仅为标准供给量的 70%～75%，矿物质及维生素摄入量不足，仅为标准供给量的 5%。

5. 生长发育:除外遗传因素,小儿的身高、体重均低于同龄正常平均水平,厌食期间身高、体重未见明显增长。

验方

主穴 足三里、中脘、关元、天枢、内关、滑肉门。

配穴 乳食积滞加脾俞、胃俞、太乙;胃热炽热加曲池、内庭;脾虚肝旺加脾俞、肝俞;胃阴亏虚加胃俞、三阴交。

刺法 各穴以短毫针浅刺,得气即止,视患儿接受程度,留针5～10分钟。背俞穴施以温和灸法,每穴5分钟,以局部皮肤温热、潮红为度。

疗程 一周2次,10次为1个疗程。

挑四缝穴 令患儿伸手,仰掌,在左右手第2、第3、第4、第5指掌面,近端指横纹中点,双手共取穴8个。皮肤局部消毒后,用三棱针点刺穴位,深约0.5 mm,刺后用手挤出少许淡黄色或透明黏液,或者少许血液,然后用消毒干棉球拭干,按压片刻即可。每周治疗1次,4次为1个疗程,共治疗1个疗程。

医案

郑某,2岁,2021年12月初诊。

主诉 进食少2月,精神差5天。

病史 2月前无明显诱因下进食量逐渐减少,食欲差,每餐勉强吃几口米饭,饮食不思,时有恶心、呕吐、挑食、烦躁易怒,易出汗。无发热惊厥,无行走困难。在宁波市妇女儿童医院就诊,予助消化药物口服治疗后症状改善不明显,故今来张奕主任门诊就诊。病来大便不成形,含不消化残渣,小便自调,夜寐欠安,体重无明显增减。

查体 T 36.5℃,P 108次/分,HR 27次/分,Wt 10.8 kg,BP 85/53 mmHg,身高74 cm,神清,精神软,双肺呼吸音清,未闻及干

湿性啰音，心音中等。腹软，无压痛及反跳痛，肝脾肋下未及，肠鸣音正常。神经系统检查未见阳性体征。舌淡红，苔薄微黄，脉弦。

辅助检查 血常规：WBC 10.56×10^9/L，N 54%，L 37%，CRP 1.5 mg/L。甲状腺功能及肝功能：未见异常。腹部彩超：未见异常。胸片：心肺膈未见异常。

中医诊断 厌食症，脾虚肝旺证。

西医诊断 厌食症。

治疗 初诊以上述验方，取足三里、中脘、关元、天枢、内关、滑肉门，以毫针浅刺，视患儿接受程度，留针 5～10 分钟，起针后脾俞、肝俞处施以温和灸法。第二次复诊，诉饮食较前好转，但食欲仍不振，故以三棱针在四缝穴行挑治。第三次复诊时诉饮食好转，大便渐成形，服用初诊方法继续治疗。经治疗 10 次后患儿饮食复健。

按语

厌食症主要是因喂养不当、饮食不节、损伤脾胃，造成国内脾胃失和，胃不受纳，脾不运化，导致厌食，或先天禀赋不足，后天情志因素或其他疾病引起脾胃虚弱，纳化不济，导致厌食。钱乙《小儿药证直诀》指出，小儿“五脏六腑成而未全……全而未壮”。因而“易虚易实，易寒易热”。《医宗金鉴》载：“乳贵有时，食贵有节。”《景岳全书·小儿则》载：“小儿饮食有任意偏好者，无不致病，所谓爽口味多终作疾也，极宜慎之。”《幼幼集成》载：“或因病有伤胃气，久不思食。”可见饮食不节，病伤胃气等均可致使脾胃受损，中州枢机转运失司，胃失和降不能收纳腐熟水谷，脾失健运不能运化输布水谷精微，以致食欲不振而发生厌食。

张奕主任治疗小儿厌食症，强调需调补脾胃，注重饮食喂养，情志调养，避免过饥过饱、过热过寒、情志过激等情况出现，再结合针灸以健脾和胃，则事半功倍。

八　小儿发热

小儿发热是指小儿的机体在致热原作用下或各种原因引起体温调节中枢的功能障碍时，体温升高超出正常范围，即体温升高超出一天中正常体温波动的上限。发热是小儿疾病的常见症状之一，其原因有很多，通常包括感染因素和非感染因素，另外一些环境因素也能导致该症状。感染因素一般为病毒、细菌、真菌、支原体等，非感染因素包括风湿疾病、肿瘤、药物中毒等。针刺对小儿发热疗效明显，尤其对小儿外感发热取效迅捷，可使小儿体温平稳下降至正常。对其他原因导致的小儿发热，也具有很好的治疗或辅助治疗作用，在临床治疗中体现了独特的疗效和优势。

诊断

肛温≥38℃或腋温≥37.5℃定义为发热。

验方

主穴　大椎、曲池、合谷。

配穴　鱼际、外关穴、少商、尺泽、风门、肺俞。

方义　取穴大椎主治全身热病，以清热解表；曲池以疏散风热，解表散邪。合谷以通经活经，清热解表。风寒感冒加鱼际、外关穴、少商、尺泽；风热感冒加风门、肺俞。

操作　选用单侧曲池、合谷，常规消毒，毫针（0.35 mm×

25 mm)直刺,进针约 13 mm,捻转泻法 3～5 次,退针。点刺大椎穴:乙醇消毒后,用三棱针点刺大椎穴出血,然后用手挤压,挤出黯血或带有黄色物质的血滴即可。高热重者用泻法,如耳尖放血法:选患儿单侧耳尖,常规消毒,用手指轻轻挤压 3～5 次,待耳尖充血后用毫针点刺 3 针,轻轻挤压针孔,流出 3～5 滴血液,干棉球按压止血。温水擦浴降温:将毛巾用温水湿润,擦浴患儿双侧腋窝、腹股沟及颈动脉搏动处,每次持续 3 min。若 10 min 后体温未见明显下降,可换对侧穴位重复加强治疗 1 次。

医案

刘某,男,2 岁。2018 年 3 月 14 日初诊。

主诉 发热半天。患儿半日前无明显诱因开始发热,微恶寒,膝软乏力,欲呕,不欲食,二便调。

查体 体温 38.8℃,心率 113 次/分;咽充血,双侧扁桃体Ⅱ度肿大,咽后壁滤泡增生,舌略红、苔微黄,脉浮数。

治疗 采用上述验方,每日治疗 1 次,共两次而愈。

按语

本病在中医中常以外感、食积、阴虚和气虚等原因为多见。小儿发热主要由于小儿形气未充、卫表不固,易受六淫之邪,造成营卫失和、脏腑阴阳失调,故体温升高,常伴随着发热、鼻塞、流涕、咳嗽等临床症状。以往常规西医治疗小儿发热主要采用服退热药、静脉输液、退热栓肛入等方式,但因患儿年龄较小,对输液、服药产生恐惧心理,且维持时间较短、病情反复、治疗效果不佳,针刺等其他中医疗法有一定疗效且易被接受。

九　小儿遗尿

遗尿症俗称尿床,通常指小儿在熟睡时不自主地排尿。一般至4岁时仅20%有遗尿,10岁时5%有遗尿,有少数患者遗尿症状持续到成年期。没有明显尿路或神经系统器质性病变者称为原发性遗尿,占70%～80%。继发于下尿路梗阻、膀胱炎、神经性膀胱炎等疾病的称为继发性遗尿。亦可分为单纯性遗尿与症状性遗尿。患儿除夜间尿床外,日间常有尿频、尿急或排尿困难、尿流细等症状。

小儿遗尿虽然不会对患儿产生急性损害,但长期不愈会引起患儿注意力不集中、多动等学习障碍及焦虑、自卑等心理异常,严重影响患儿的身心健康。成功的治疗可使其自尊正常化,故小儿遗尿症的积极诊治具有重要的意义。

目前西医治疗小儿遗尿常用抗利尿激素、抗胆碱能药及中枢兴奋药三大类药物,但因其不良反应大且停药后易复发,不易被患儿家长所接受。中医针灸治疗小儿遗尿具有疗效佳、痛苦少、依从性好等显著优势。

诊断

1. 主要症状:不能从睡眠中醒来而反复发生无意识排尿行为;睡眠较深,不易唤醒。发作频率:3～5岁,每周至少有5次遗尿,症状持续3月;5周岁以上,每周至少有2次遗尿,症状持续3月,或者自出生后持续尿床,没有连续6月以上的不尿床期。

2. 实验室检查:尿常规、尿细菌培养未见异常,泌尿系统 B 超或可见膀胱容量小,腰骶部核磁共振检查或 X 线检查或可见隐性脊柱裂。

验方

主穴　肾俞、中极、关元、膀胱俞、太溪。

配穴　百会、神门、足三里、三阴交。

方义　肾与膀胱俞相表里,取中极、膀胱俞募配穴,使肾气充实,则膀胱约束有权;关元、肾俞、太溪补肾益气;睡眠深沉者加百会、神门;脾胃气虚、便溏纳差者取足三里、三阴交。

操作　患儿先取仰卧位,用 75%酒精擦拭消毒皮肤,浅刺百会、神门、关元、中极、三阴交、足三里,留针 10 min;次取俯卧位,针刺肾俞、膀胱俞、太溪,方法同上。后用王不留行籽贴于肾、膀胱、脑点、皮质下、枕、尿道区敏感点等耳穴,单耳,取三穴,隔日换一侧。每周三次,10 次为 1 个疗程。

医案

周某,男,7 岁,学生,2020 年 2 月 3 日初诊。

主诉　反复遗尿 3 年余。

现病史　患儿 3 年余来反复出现夜间遗尿,平均 3～4 次/晚,疲劳后加重,家长、孩童苦于其害,故慕名前来寻张奕主任诊治。病来患儿纳差,大便干硬,平素手脚偏凉。舌红,苔薄白,脉细。

辅助检查　腰椎 X 片提示:无明显异常。

治疗　采用上述验方,每周治疗三次。三次针灸结束治疗后,患儿家属诉患儿夜尿次数减少至 1～2 次/夜;从第四次治疗开始,加灸法(用艾绒搓成艾炷放置于针柄点燃 1～2 炷)。一疗程后患儿家长诉未再出现尿床现象,疗效满意,依前法继续巩固治疗 5 次。治疗结束 1 个月后患者家属前来致谢,未复发。

按语

遗尿这一病症最早见于《灵枢・九针》中载："膀胱不约为遗溺。"可见此病病位主在膀胱。《素问・经脉别论篇》曰："饮入于胃，游溢精气，上输于脾，脾气散精，上归于肺，通调水道，下输膀胱。"可见此病与其他各脏腑也有联系。小儿脏腑娇嫩，形气未充，脾常不足，肾常虚，故而水液不得布散，以传于下，封藏无度而致夜间妄行。吴崑《医方考》中提到："膀胱之气，贵于冲和……正气寒之则遗尿，正气虚之则不禁。"肾与膀胱均属下焦，主司开阖，气化蒸腾水液并排泄废物，如沟渠一般，若肾气不足，不能温养下焦，下元虚寒则水道失约，开阖失司，从而导致遗尿。小儿遗尿病因尚不明确，现代医学认为可能与遗传因素、精神因素、排尿机能发育迟缓、睡眠、觉醒障碍、抗利尿激素分泌异常等有关。

故张奕主任医师采用针灸治疗小儿遗尿，主要是根据本病病因病机选穴施术，采用温阳补肾、培元固涩法治疗下元虚寒之遗溺，健脾补肺、益气升清法治疗肺脾气虚之遗溺，清心滋肾、安神固涩治疗心肾不交之遗溺，清利湿热泻肝治疗肝经湿热之遗溺，均获得很好的临床疗效。

十　小儿泄泻

泄泻是以大便次数增多，粪质稀薄或如水样为特征的一种小儿常见病。西医称泄泻为腹泻，发于婴幼儿者称婴幼儿腹泻。本病以 2 岁以下的小儿最为多见。虽一年四季均可发生，但以夏秋季节发病率为高，秋冬季节发生的泄泻，容易引起流行。小儿脾常不足，感受外邪，内伤乳食，或脾肾阳虚，均可导致脾胃运化功能失调而发生泄泻。轻者治疗得当，预后良好。重者泄下过度，易见气阴两伤，甚至阴竭阳脱。久泻迁延不愈者，则易转为疳证或出现慢惊风。

诊断

1. 大便次数增多，每日超过 3～5 次，多者达 10 次以上，呈淡黄色，如蛋花汤样，或黄绿稀溏，或色褐而臭，可有少量黏液。或伴有恶心，呕吐，腹痛，发热，口渴等症。

2. 有乳食不节，饮食不洁或感受时邪病史。

3. 重症腹泻及呕吐严重者，可见小便短少，体温升高，烦渴神疲，皮肤干瘪，囟门凹陷，目眶下陷，啼哭无泪等脱水征，以及口唇樱红、呼吸深长、腹胀等酸碱平衡失调和电解质紊乱的表现。

4. 大便镜检可有脂肪球或少量白细胞、红细胞。

5. 大便病原体检查可有致病性大肠杆菌或病毒检查阳性等。

验方

主穴 足三里、中脘、天枢、脾俞。

配穴 发热加曲池；呕吐加内关、上脘；腹胀加下脘。

方义 天枢为大肠经募穴，可疏调大肠、调中和胃、理气健脾、整肠通便；足三里为合穴及下合穴，按“同气相求”“合治内腑”的道理，有健脾和胃、调和气血、降浊通便、理肠止泻之功。足三里调理肠胃，降浊通便，整肠止泻。脾俞健脾止泄，中脘调节气机、和降胃气。

操作 患儿先取仰卧位，用75%酒精擦拭消毒皮肤，浅刺以上穴位，留针10 min。

医案

李某，男，11岁，2015年9月28日初诊。

主诉 腹泻伴腹痛1周。

现病史 1周前无明显诱因下出现大便次数增多，伴腹痛，大便臭秽，无黏液、脓血，至医院就诊，予西药治疗症状未见明显缓解。

查体 腹软，无压痛。舌质红，苔黄腻，脉滑数。

治疗 采用以上验方，主穴采用足三里、中脘、天枢、脾俞，增加曲池、内庭。经治疗2次，患儿大便每日1次，但尚未成形，腹部无疼痛。再继前方治疗2次而愈。

按语

《小儿卫生总微论方·吐泻论》载：“小儿吐泻者，皆由脾胃虚弱，乳哺不调，风寒暑湿，邪干于正所致也。”《幼科全书·泄泻》载：“凡泄泻皆属湿。其证有五，治法以分利升提为主，不可一例混施。”一般认为，引起小儿泄泻的原因，主要以脾虚和湿盛为主，急性泄泻以湿盛为多，慢性泄泻以脾虚为多。湿盛和脾虚二者互为因果。

十一 小儿便秘

小儿便秘分为功能性便秘和器质性便秘两大类，主要是由于排便规律改变所致，指排便次数明显减少、大便干燥、坚硬，秘结不通，排便时间间隔较久（>2 天），无规律，或虽有便意而排不出大便。

诊断

儿童功能性便秘的诊断标准如下。

1. 新生儿/幼儿罗马Ⅲ诊断标准(G7)：新生儿小于 4 岁幼儿，至少出现以下 2 条症状，达一个月。①排便≤2 次/周；②在自己能控制排便后至少有 1 次/周失禁发作；③有大便潴留病史；④有排便疼痛和费力史；⑤直肠内存在大量粪便团块；⑥巨大的粪便曾阻塞过厕所。伴发症状包括易激惹、食欲下降和(或)早饱。随着大量粪便排出，伴随症状可很快消失。

2. 儿童/青少年罗马Ⅲ诊断标准(H3a)：年龄大于 4 岁儿童，必须满足以下 2 条或更多，且不符合肠易激综合征(IBS)的诊断标准：①排便≤2 次/周；②至少有 1 次/周大便失禁；③有大量粪便潴留或有与粪便潴留有关的姿势；④有排便疼痛或困难病史；⑤直肠内存在大粪块；⑥巨大的粪便曾阻塞过厕所。确诊前至少 2 个月满足上述标准；并且发作至少 1 次/周。

验方

1. 实秘

主穴 支沟、天枢、足三里、上巨虚。

配穴 随症加用太溪、太冲等。

操作 患儿先取仰卧位，用75%酒精擦拭消毒皮肤，浅刺以上穴位，留针10 min。

2. 虚秘

主穴 足三里、气海、关元。

配穴 随症加用太溪、脾俞等。

操作 患儿先取仰卧位，用75%酒精擦拭消毒皮肤，浅刺以上穴位，留针10 min。

医案

叶某，男，3岁，2017年7月28日初诊。

主诉 便秘3月余。

现病史 3月余前无明显诱因下出现便秘，曾就诊于当地医院，与益生菌口服处理，初始大便便质较前变软，后恢复如初。1周前出现便秘加重，大便粗、干，有球，质地硬，排解费力。

查体 舌质红，苔厚腻，脉滑数。

治疗 采用以上验方，采用支沟、天枢、足三里、上巨虚，经治疗1次后，患儿大便形态硬结较之前软，后继续治疗2次后，小儿日一便，大便正常。

按语

《素问·灵兰秘典论篇》曰："大肠者，传道之官，变化出焉。"故粪便的排出与大肠功能关系密切。《诸病源候论·小儿大便不通候》曰："小儿大便不通者，脏腑有热，乘于大肠故也。"便秘的治疗原则以导滞通便为主，治疗时应补其不足、泻其有余，临床宜攻补兼施，以健脾行气通便为治则，可采用中医疗法进行治疗。

十二　小儿夜啼

小儿夜啼，临床表现为入夜啼哭不安，时哭时止，或每夜定时啼哭，甚则通宵达旦，而白天如常。本病相当于现代医学中的睡惊症、夜惊症，是一种小儿常见的睡眠障碍，多见于新生儿和婴儿。睡惊频发会导致患儿睡眠时间不足、睡眠质量不佳，久之会影响生长发育、情绪异常，并会引发家长焦虑。现代医学认为，夜啼与小儿中枢神经系统发育不完善、肠道功能不成熟、遗传及受惊吓等不良刺激等有关。目前，西医以镇静类药物为主，但存在一定的不良反应。针灸推拿是治疗小儿夜啼的有效方法之一，具有绿色、安全、舒适、依从性较高的特点，且在镇静安眠、疏肝解郁、消积化滞、解痉止痛、开窍益智等方面具有较好的综合效应，临床应用广泛。

中医认为，小儿夜啼是由于小儿禀赋不足或护理失慎，腹部中寒阴盛寒凝气机不通，故入夜腹痛而啼。其因过食香燥炙煿之物，胎禀已偏，又吮母乳心火上炎，扰乱神明；或积热乘心，故见灯火愈啼；或小儿心气怯弱，又卒受惊恐，惊伤神，恐伤志，神志不宁，故梦于哭闹惊啼。或因乳食淤积，损伤脾胃，导致脾胃不和气机不利而腹痛，因痛而啼哭，哭声响亮时哭时止。由于本病为虚实夹杂，神明受扰所致，主要表现为心热、脾寒、惊恐、食积四种类型，治疗以扶正祛邪，佐以宁心安神，消积导滞。

诊断

1. **脾胃虚寒型**：夜间啼哭不歇，或曲腰而啼却无泪，哭声时高时低，声长不扬，喜伏卧，面青手足俱冷，食少便溏，唇舌淡白，脉象沉细，指纹泛红沉滞。

2. 心经积热型：夜间啼哭，哭声有力，喜仰卧见灯光则啼哭愈甚，烦躁，小便短赤，大便秘结，面赤唇红，舌尖红，苔薄脉数有力，指纹色紫。

3. 神气虚怯型：夜间啼哭多泪，睡中惊易醒，振动不宁，忽而啼叫，口出白沫，唇面乍青乍白，依偎母怀，大便青绿色，舌苔无明显异常，脉象弦急而数，指纹青紫。

4. 乳食积滞型：哭声嘹亮，时哭时止，腹痛拒按，呕吐乳片，不欲吮乳，大便或秘，或泻下酸臭不化之乳食，舌淡红，苔白厚，指纹紫滞。

验方

治则 脾胃虚寒宜温脾散寒调气，心经积热宜清心泻火，神气虚怯宜安神定惊，乳食积滞型宜消食导滞，清心安神。

主穴 印堂、中脘、内关、神门、足三里、三阴交、太冲、内庭。

配穴 脾胃虚寒证加足三里；心经积热证加三棱针点刺中冲穴出血 2～3 滴，神气虚怯证加涌泉、阳陵泉；乳食积滞加挑刺四缝穴出血 1～2 滴。

方义 太冲、合谷可清泻脏腑热邪，平肝安神。足三里与三阴交相配补益气血，濡养心神。内庭清心化痰，内关为八脉交会穴与心经相应，配合神门，君主之官可安。印堂均为督脉上的穴位，督脉入络脑，针刺可益髓健脑，安定神志。

操作

1. 针刺：用 1 寸毫针，用平补平泻的捻针手法。不留针，出针时用棉球压住，以防出血。

2. 梅花针叩刺：梅花针叩刺奇穴、华佗夹脊穴、中冲、足三里、涌泉穴，使局部皮肤潮红、充血，但不出血。

3. 放血：心经积热证加三棱针点刺中冲穴出血 2～3 滴，乳食积滞加挑刺四缝穴出血 1～2 滴。

医案

李某，男，1岁。2020年6月20日初诊。

主诉 夜间啼哭2周。

现病史 患儿近2周出现夜间啼哭，眠差，每小时醒1次，日间烦躁易哭闹，头汗多，胃纳差，口臭，大便干结，小便可。舌红，苔白厚腻，山根紫暗，指纹紫浮于风关。患儿足月生，母乳喂养，平素有饮完奶即入睡的习惯。

西医诊断 睡惊症。

中医诊断 夜啼，饮食积滞症。

治则 消食导滞，清心安神。

治疗 印堂、中脘、内关、神门、足三里、三阴交、太冲、内庭用平补平泻的捻针手法，不留针。挑刺四缝穴出血1～2滴。2020年6月26日二诊：夜间啼哭大减，程度减轻，稍哄即止，胃纳增，日间偶有烦躁，大便偏干。隔日1次，治疗3次后，患儿基本无夜间啼哭，纳眠可，二便调。半个月后随访夜啼未见再发。

按语

小儿夜啼病因尚未明确，西医主要采用安眠类药，但不良反应大。中医认为，本病主要为脾寒、心热、惊恐所致。心主藏神，肝主疏泄，两者相互作用，共同维持人体精神活动，若见异常之物或闻特异声响，易惊恐，导致心肝经气血逆乱，时日渐久，郁而化热，心肝有邪，神魂不摄，故在睡眠中发生夜啼。根据小儿生理特点，心常有余，心神怯弱，平素胆小，易患惊吓。肝为血脏，体阴而用阳，肝阳易亢，故邪热燥甚，烦躁不安。肝火上扰心神，心为火脏，热则火旺，口舌生疮，小便短少，大便干结，手足心热。小儿脏腑娇嫩，形气未充，加之生性好动，常规留针不安全，故采用多针浅刺法，治疗本病有安全、疗效可靠的优势。

十三　小儿呕吐

呕吐是由于胃气上逆，胃或肠道呈逆行蠕动所致，是临床上小儿常见的症状，可婴幼儿尤其多见。儿童呕吐的常见原因包括内科性疾病（胃肠道感染、呼吸道感染、胃肠道反流等）及外科性疾病（肠套叠、阑尾炎、不完全性肠梗阻等），其中内科性疾病占大多数。呕吐作为一个非特异性症状，其发病原因与患儿年龄、呕吐性质、伴随症状等息息相关，目前，西医对呕吐有较为系统的治疗方案，在原发病治疗及对症治疗上有其独特优势，但中医外治法，尤其是针灸，其操作简便、无副作用、效果显著，大大增加了患儿配合度及依从性。

中医认为，呕吐是胃失和降、气逆于上，以致乳食由胃中上逆经口而出，故和胃降逆止吐为治疗总法。小儿呕吐病在脾胃，小儿脏腑娇嫩，脾胃运化功能本就不足，加之小儿饮食不知自节，常恣意进食且嗜食肥甘厚味，脾胃负担较重，故易导致脾胃功能紊乱，因此小儿容易罹患消化系统疾病。

诊断

1. 伤食呕吐：呕吐物多为酸臭乳块或不消化食物，不思乳食，口气臭秽，脘腹胀满，吐后觉舒，大便秘结或泻下酸臭，舌质红，苔厚腻，指纹紫滞，脉滑数有力。

2. 寒吐：食入方吐，或朝食暮吐，暮食朝吐，吐物多为清稀痰水或不消化乳食残渣，伴面色苍白、精神疲倦、四肢欠温。食少不化、腹痛便溏，舌淡苔白，指纹淡，脉迟缓无力。

3. 热吐：食入即吐，呕吐频繁，呕秽声宏，吐物酸臭，口渴多饮，面赤唇红，烦躁少寐，舌红苔黄，指纹紫滞。脉滑数。邪热犯胃，胃火上冲，故食入即吐，胃热伤津故口渴，热扰阳明故见烦躁不寐诸证。

4. 惊恐吐：惊恐后呕吐清涎，面色青或白，心烦乱，睡卧不安，或惊惕哭闹，舌脉无明显异常，指纹青。惊恐致气机逆乱，肝逆犯胃，涎为脾液，则吐清涎，小儿神怯胆虚，心气受损，故心神烦乱，睡卧不安，面色时青时白。

验方

治则 伤食呕吐治以消食导滞，和胃降逆；寒吐治以温中散寒，和胃降逆；热吐治以清热泻火，和胃降逆；惊恐吐治以疏肝理气，健脾镇惊。

主穴 神阙、足三里、中脘、内关。

配穴 热吐加内庭，曲池，寒吐加关元，伤食吐加下脘，惊恐吐加阳陵泉、太冲。平补平泻，不留针。

方义 神阙穴是任脉上的经穴，可培补元气、调理胃肠。且其与各脏腑经络均有密切的联系，是经络之总枢，经气之会海，内关为手厥阴经之络穴，手厥阴经与三焦相表里，故内关穴可宣通三焦之气机，和胃降逆；中脘为胃之募穴，可通降胃气；足三里为胃之合穴，与中脘相配为合募配穴法，主治胃腑一切疾患，调理脾胃，和胃降逆。伤食者加下脘，可消食导滞；胃中寒冷者加关元，可温阳散寒；胃中热盛者加内庭、曲池，以清胃热，止呕吐；惊恐并吐者加阳陵泉、太冲，以疏肝理气，助主穴和胃降逆。

操作

1. 针刺治疗：内关、中脘直刺、足三里采用平补平泻法。其他配穴均采用虚补实泻的方法针刺，针刺得气后，留针 30 分钟。

2. 灸法：寒吐可在神阙及关元穴处行艾灸治疗。

医案

林某，男，4 岁 5 个月。

主诉　呕吐 1 天。

现病史　每天呕吐 3 次，呕吐物为酸臭食物，腹胀，纳差，睡眠较差，体温正常，苔白厚腻，指纹紫滞。

中医诊断　呕吐，伤食吐。

治疗　针刺中脘、上脘、足三里、内关，平补平泻，留针 30 min，操作结束，患儿汗出，即吐出乳食痰涎，嘱其稍多饮水。此后患者出现腹部比较舒适感，并无恶心、呕吐之意，3 天 6 次后痊愈。

按语

小儿呕吐病在脾胃，小儿脏腑娇嫩，脾胃运化功能本就不足，加之小儿饮食不知自节，常恣意进食且嗜食肥甘厚味，脾胃负担较重，故易导致脾胃功能紊乱，因此小儿容易罹患消化系统疾病。在中医理论中，小儿呕吐皆因运化不得而中焦积滞，胃不能降浊，胃气上逆而致呕，治疗应以和中降逆为主。在治疗上，以中药汤剂内服为主，但因汤药味道不佳，且呕吐时口服药物困难，所以近年来小儿推拿、针灸、穴位贴敷等外治之法逐步受到推崇。《幼幼集成·呕吐证治》认为："阳明胃气下行则顺，今逆而上行，故作呕吐。"但中医外治法，尤其是针灸，其操作简便、无副作用、效果显著，大大增加了患儿配合度及依从性，针灸在治疗呕吐时应严格遵循"降逆"原则，对于脾胃虚寒，胃气不和所致的呕吐采用和胃降逆止呕治疗原则，因积滞等所致呕吐，应采用催吐降逆止呕之法治疗呕吐。

十四　小儿肌性斜颈

小儿肌性斜颈是指患儿头部倾斜向一侧，同时向对侧旋转的畸形统称。先天性肌性斜颈是斜颈中最常见的类型，患儿可表现为颜面向对侧旋转、头歪向患侧、颈部肌肉硬结等，若斜颈长期未得到纠正，可导致面部变形、脊柱侧弯、斜视等并发症的出现。现代医学治疗该病多采用外科手术，但手术时机需要患儿>1 周岁，且麻醉风险较大。中医学将小儿先天性肌性斜颈归为“筋缩”范畴，主要病机为先天禀赋不足，气机运行不畅，瘀血阻于筋脉，导致筋脉失养。

因其发病部位及症状，中医众多医家将本病归于“筋伤”“筋缩”等范畴。中医认为本病主要是由于难产使患儿颈部受损，气血瘀阻，经血失畅，经筋结聚不散，久而筋肉挛缩，而成肿块，故气滞血瘀，筋脉挛缩是本病的主要病机。引起小儿肌性斜颈的原因很多，现代医学普遍认为主要是胎儿在分娩时一侧的胸锁乳突肌受损，影响血供，肌肉缺血后引起挛缩。对于本病的治疗，主要在于疏经通络，活血化瘀，消肿散结，改善其颈部歪斜的症状。

诊断

小儿胸锁乳突肌或可扪及卵圆形肿块或条索状肿块，质地或软或硬。部分患儿可能出现面部发育迟缓、轮廓较小，眼裂偏小，耳尖略低，头颈向健侧倾斜活动受限，可有肩关节上提及颈椎向健侧侧弯、上胸椎向患侧侧弯等症状，同时将彩色多普勒超声作为首选检查。

验方

治则　疏经通络，活血化瘀，消肿散结，以手少阳、阳明经穴为主。

取穴　翳风、完骨、天窗、水突、扶突、阿是穴、曲池、外关、合谷。

方义　取翳风、完骨、扶突、外关、曲池、合谷等穴，以疏通少阳、阳明之经气，使气血流畅、瘀祛新生。

操作　用快速轻柔点刺法，不留针。治疗 10 次为 1 个疗程。

医案

陈某，女，1 岁，2020 年 2 月 23 日初诊。

主诉　头偏向左侧半年余。

现病史　患者母亲诉 2 个月前发现患儿头部不自主常偏向左侧，症见头部偏向左侧，颜面稍旋向右侧，下颌偏向右侧，左侧胸锁乳突肌可触及明显包块，稍有压痛，头向左侧转动受限，约 30°。舌淡红，苔薄白，指纹浮清紫位于风关。颈部超声示右侧胸锁乳突肌较左侧增厚，厚约 6.7 mm，左侧厚约 4 mm。

西医诊断　肌性斜颈(肿块型)。

中医诊断　颈筋硬结，证属气滞血瘀。

治疗　治则为疏通气血，化瘀通络，取穴以手少阳、阳明经穴为主。取翳风、完骨、天窗、水突、阿是穴、曲池、外关、合谷。用快速轻柔点刺法，不留针。治疗 10 次为 1 个疗程。2020 年 2 月 25 日二诊，头部偏向左侧情况仍有发生，但左侧胸锁乳突肌处的包块明显减小，质地较前变软，至 6 月 10 日，颈部肿块基本消失，头部两侧旋转基本对称。

按语

为使小儿肌性斜颈能够得到安全、有效治疗，提高康复率，采用局部针刺，以疏导机体气血，使经络瘀阻情况得以好转，同时经平补平泻法刺激穴位，有助于患处肌肉挛缩松解，使局部经络气血充沛，经针刺治疗后，头颈部筋络得以舒通、头部倾斜情况将得到显著改善，疗效及治疗时效性等均良好。小儿为稚阴稚阳之体，气血待充，筋脉待长。因此，对小儿疾病的治疗，手法要轻，针刺要浅，以免伤其正气。小儿斜颈，病变在颈部，累及少阳、阳明二经。关于本病的治疗，根据病因及病变部位，采用循经取穴及病位取穴相结合的方法。以理气活血、疏通经络为准则。另外，本病的早期治疗相当重要，治疗不得当，延误了治疗时间，所以恢复较慢。对疾病治疗 5 个疗程以上效果不显著者，应择期进行手术治疗，以免引起面部畸形或脊柱侧弯等并发症。总之，对小儿斜颈，要早发现、早治疗，以免留残。

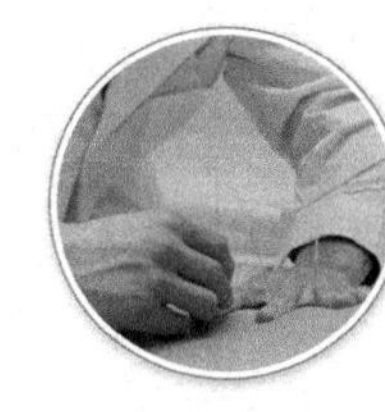

第五章　口腔及五官科疾病

一　变应性鼻炎

变应性鼻炎即过敏性鼻炎，是指特应性个体接触变应原后，主要由 IgE 介导的介质（主要是组胺）释放，并有多种免疫活性细胞和细胞因子等参与的鼻黏膜非感染性炎性疾病。其发生的必要条件有 3 个：特异性抗原即引起机体免疫反应的物质；特应性个体即所谓个体差异、过敏体质；特异性抗原与特应性个体二者相遇。变应性鼻炎是一个全球性健康问题，可导致许多疾病和劳动力丧失。变应性鼻炎是临床常见的慢性鼻病，影响着全世界 10%～20%的人口，已成为全球性的健康问题。

西药治疗变应性鼻炎大多都有不良反应，但长期服用鼻内糖皮质激素的费用昂贵，相比之下，针灸作为一种替代疗法显现其特有的优势，有较好疗效，不良反应少，且费用低廉。

诊断

1. 症状：阵发性喷嚏、清水样涕、鼻痒和鼻塞等症状出现 2 个或以上，每天症状持续或累计在 1 h 以上，可伴有流泪、眼痒和眼红等眼部症状。

2. 体征：常见鼻黏膜苍白、水肿，鼻腔有水样分泌物。

3. 过敏原检测：至少 1 种过敏原 SPT 和（或）血清特异性 IgE 阳性，或鼻激发试验阳性。

变应性鼻炎的诊断应根据患者典型的过敏病史、临床表现及与其一致的过敏原检测结果而做出。过敏原检测通常需要将体内和体外检测相结合，且充分结合临床病史，以判断患者是由何种过敏原致敏，以及致敏的程度与疾病症状的关系。

验方

主穴 迎香、印堂、攒竹、鼻通、鱼际、列缺、风池。

配穴 足三里、肺俞、脾俞、肾俞。

方义 迎香为手阳明经与足阳明经交会穴，可宣肺气，与印堂、攒竹合用通鼻窍之功显著；鼻通位于鼻根，局部取穴为治疗鼻鼽要穴。列缺穴为手太阴肺经络穴，与风池合用，可宣肺气、祛风寒。

操作 主穴每次必选，配穴按患者证候选取。印堂提捏进针，针向鼻根方向，进针约 0.5 寸，平补平泻，余穴常规针刺。每次 30 分钟，1 天 1 次，10 次为 1 个疗程。

医案

孙某，男，24 岁，2020 年 8 月 13 日初诊。

主诉 反复鼻塞、流涕、打喷嚏 4 年余。

现病史 4 年前春天在植物园看花后出现鼻塞、流涕、打喷嚏症状，伴眼部充血，咽喉部有水样流过感。当时至社区医院就诊，予氯雷他定口服后好转。后鼻塞、流涕、打喷嚏频作，至上级医院就诊，查体见鼻黏膜水肿、苍白，查过敏原示：尘螨、花粉及牛奶过敏；血清 IgE 示：400 IU/mL。之后患者未服药，偶有发作，服用抗过敏西药治疗。舌淡红，苔白腻，脉滑。

查体 鼻黏膜苍白肿胀，见水样分泌物。

治疗 采用上述验方，每周治疗 3 次。6 次治疗之后，患者症状基本缓解。复针 6 次，巩固疗效。嘱其治疗期间，避风寒，注意休息。

按语

近现代医家多认为鼻鼽乃本虚标实之证，以肺、脾、肾三脏功能虚损为内因，复感外邪而为病。在脏腑虚损中，又以肺脏虚损为首。《类经》云："五气入鼻，藏于心肺，心肺有病而鼻为之不利也。"盖肺主宣发，外合皮毛，开窍于鼻，若肺气虚，则腠理疏松，卫外不固，风寒袭肺而致肺气失宣，则鼻窍不利，发为鼻鼽。正如《灵枢·本神》中曰："肺藏气，气舍魄，肺气虚则鼻塞不利，少气。"《医学入门》有云："鼻乃清气出入之道，清气者，胃中生发之气也。"脾为气血生化之源，若平素嗜食膏粱厚味，脾胃受损，脾胃生化乏源，土不生金而致肺气不足，鼻窍失养；若脾失健运，则聚湿生痰，上犯于肺，使肺失宣降，肺气不利，痰饮内停，发为本病。

本病除发作期针灸治疗外，缓解期在三伏天亦可进行穴位贴敷（天灸）进行治疗，以标本兼治，疗效肯定。

二 突发性耳聋

突发性耳聋或称“特发性突发性聋”，简称“突发性聋”或“突聋”，是指突然发生的、原因不明的感音神经性听力损失。突发性聋诊断和治疗指南(2015)将其定义为72 h内突然发生的、原因不明的感音神经性听力损失，至少在相邻的两个频率听力下降≥20 dBnHL。主要临床表现为单侧听力下降，可伴有耳鸣、耳堵塞感、眩晕、恶心、呕吐等。根据听力损失累及的频率和程度，建议分为：高频下降型、低频下降型、平坦下降型和全聋型(含极重度聋)。国外研究报告显示突发性耳聋的发病呈上升趋势，我国突聋发病率近年有上升趋势，但目前尚缺乏大样本流行病学数据。

突发性耳聋目前的治疗方案主要为综合治疗，主要包括糖皮质激素、溶栓和抗凝药物、神经营养类药物、高压氧治疗等。突发性聋有自愈倾向，一部分患者可自行得到不同程度的恢复。治疗前听力损失严重、伴有眩晕等是预后不佳的因素。儿童和老人的听力恢复较其他年龄组差。治疗开始的时间对预后也有影响，一般在7～10天内开始治疗者，效果较好。针灸在突发性耳聋发病早期也显示了较好疗效。

诊断

1. 突然发生，至少相邻2个频率下降20 dBnHL以上。
2. 病因不明，未发现全身或局部明确病因。
3. 可伴耳鸣、耳堵塞感、耳后皮肤感觉障碍等。

4. 可伴眩晕、恶心、呕吐，但不反复发作（德国指南指出，约有30%的突聋可以复发）除Ⅷ颅神经（位听神经）外，无其他颅神经受损症状；排除听神经瘤、迷路炎、梅尼埃病、多发性硬化症、耳梅毒、自身免疫性疾病、白血病等。

验方

主穴　耳门、听宫、听会、翳风、中渚。

配穴　侠溪、太溪、肾俞。

方义　手足少阳经脉均入耳中，听会、翳风疏导少阳经气，中渚泻三焦火而清耳窍。听宫、耳门为局部取穴，可疏导局部气血。

操作

1. 毫针：听会、翳风针感宜向耳底或耳周传导为佳，余穴常规操作。

2. 电针：局部可采用电针，频率选用 2 Hz。每次留针 30 分钟。隔日针刺一次，10 次为 1 个疗程。

医案

叶某，男，45 岁，2020 年 10 月 4 日初诊。

主诉　左耳听力下降 1 个月。

现病史　1 个月前患者感冒劳累后出现左耳听力下降，其间至耳鼻喉科就诊，查电测听示左耳中频听力基本消失，予改善循环、营养神经药物及高压氧治疗，听力下降未见明显改善。患者时有心烦，口苦，胃纳不佳，夜寐不安，多梦易醒。舌淡红，苔薄黄稍腻，脉弦。

治疗　听宫、翳风、会宗、尺泽、中渚、侠溪、太冲，手法采用泻法。留针 30 分钟。

针刺后，患者即诉左耳听力稍恢复，经 2 次治疗后左耳听力显著提高，继经 8 次治疗而愈合。

按语

突发性耳聋属中医学“耳聋”等范畴。中医学认为，耳为肾之窍，耳赖肾精上供及气血津液之濡润，才得耳聪听明。耳聋之发生，多因肾精匮乏、心脾气虚、肝郁气滞、肝胆火旺等致津血失濡，风火痰瘀之变则是导致耳聋之诱因，其内蓄于脏腑，累及经络，邪毒壅盛，循经上扰耳络，清阳被蒙，血脉痹阻，耳窍闭塞而致，乃本虚标实之证。

三 神经性耳鸣

神经性耳鸣又称“感音性耳鸣”，是指在周围环境无声音来源或者无经过电刺激下，自觉地感受到一侧、两侧耳内或者颅内有不同程度的鸣响，可伴有不同程度的听力下降、听觉过敏、失眠、恼怒、心烦、注意力无法集中、焦虑抑郁等负性心理及其他伴随症状。

现代生活节奏快，其发病率也在逐年增高，严重影响人们生活。目前神经性耳鸣的发病机制尚不明确，西医普遍认为是与内耳的听神经及耳蜗的损伤相关，部分学者认为是与5-HT的异常升高有关，但是更多学者认为与精神心理因素更为密切。西医治疗多选用扩张血管、改善内耳循环、营养神经、激素类药物等进行治疗，但存在较多不良反应，且价格贵，效果不佳，容易反复发作，患者难以接受。目前，针灸被认为是神经性耳鸣临床治疗较可靠有效的方法，其疗效可靠，标本兼治，无副作用，对伴随的负面情绪、失眠等症状有着良好的调治作用。

诊断

1. 以耳鸣为首要主诉，耳内或者头颅闻及有鸣响声，且周围环境并没有产生该种声音的客观来源。

2. 耳鸣不同程度地影响了患者的生活、工作、学习、睡眠，甚至产生了焦虑、抑郁等不良情绪。

3. 听力正常或有不同程度的听力下降；并且可伴有头晕、耳堵塞感等症状。

4. 对耳廓、外耳道、咽鼓管、鼓膜等部位进行检查，必要时可采用纯音听阈测定、声导抗测听、电耳镜、中耳镜、中耳乳突(CT平扫)等检测，确诊为神经性耳鸣。

验方

主穴 百会、听宫、听会、翳风、中渚。

配穴 太溪、太冲、丰隆。

方义 听宫、听会、翳风、百会均为局部取穴，听宫、听会、翳风可通窍聪耳、疏肝利胆；中渚穴是治疗耳鸣的效穴之一；太冲疏肝解郁、理气养血。

操作 听宫针刺时，嘱患者张口，平行于耳道刺入25 mm～30 mm，行捻转手法，以耳内重胀为得气，针感传至内耳。余穴常规操作。

医案

庄某，女，56岁，退休，2019年5月10日初诊。

主诉 反复耳鸣3年，加重2月。

现病史 患者3年前因情绪不良出现双耳耳鸣，声细调低，如蝉鸣声，按之鸣声减弱，劳累后加剧，无耳胀、耳痛、听力下降，偶伴头晕目眩，腰膝酸软，疲乏无力，无恶寒发热，无视物旋转。就诊于当地诊所，予“甲磺酸倍他司汀片”改善内耳微循环及“甲钴胺片”营养神经对症处理，治疗1个月。患者诉服药2周后，耳鸣次数减少，伴头晕目眩好转，余症状均得到缓解；停药后，上症时有反复，患者未再系统就诊及服药。近2个月来，因家事多思多虑，耳鸣再发且加重，听力下降，经病友介绍，来张奕主任处就诊。胃纳差，睡眠差，二便尚调，舌红，苔薄黄，舌下络脉瘀滞，脉弦。既往体健，否认高血压、糖尿病等病史。

查体 粗测听力正常。

治疗　采用上述验方，每周治疗三次。第一次针灸结束治疗后，患者即双耳耳鸣减轻。治疗 2 周后，患者饮食正常，睡眠明显改善，耳鸣、听力下降等症状明显改善。治疗 10 次后患者基本痊愈，后又巩固了 2 周。

按语

神经性耳鸣属于中医学“蝉鸣”“聊啾”“苦鸣”等范畴，《素问・脉解篇》：“所谓耳鸣者，阳气万物盛上而跃，故耳鸣也。”《灵枢・邪气藏府病形》载：“十二经脉……其别气走于耳而为听。”可见耳与人体五脏六腑的关系密切，五脏六腑的病变皆会反映于耳。《诸病源候论》认为耳鸣的病机为“风邪乘虚，随脉入耳，与气相击”。人体经络互联贯通，气机升降互为影响，所以耳鸣主要是因为脏腑经络气血阻滞不通而发，多为本虚标实之证，在治疗时应当以行气活血、疏通经络、调理脏腑、标本兼顾为主。

研究表明，针刺耳廓局部穴位可促进耳内血液循环，从而改善耳内毛细血管通透性，抑制耳蜗螺旋器毛细胞的坏死。

四　近视

近视是屈光不正的一种。当眼在调节放松状态下，平行光线进入眼内，其聚焦在视网膜之前，这导致视网膜上不能形成清晰像，称为近视眼。在眼调节放松的状态下，外界的平行光进入眼内，其焦点正好落在视网膜上，则形成清晰像，此称为“正视”；若焦点无法落在视网膜上，则称为“非正视”，也就是屈光不正。本病多发于青少年，若不及时加以控制，近视度数持续增加，可导致黄斑脱落、视网膜脱落，甚至致盲，严重危害青少年的健康安全。现已成为全球性的公共卫生问题。其发病受到遗传、环境等多种因素的影响；且无法治愈，目前临床上只能控制其进展。临床上近视的防治方法较多，以光学矫正及 M 受体拮抗剂为主，通过放松调节，可一定程度缓解眼疲劳，控制近视进展。然而上述手段的治疗效果有限，仍有部分低度近视青少年进展为高度近视，生活及学习质量显著降低。近年来，越来越多的中医疗法被应用于青少年近视的临床防治，中医针灸在治疗近视方面卓有成效，刺激相关腧穴以疏通经络、运行气血，调节脏腑功能，促进眼周血液循环，有助于降低近视度数，提高裸眼视力。

诊断

人眼在调节放松状态下，5 米以外平行光线经眼球屈光系统后聚焦在视网膜之前，称为“近视”。

1. 真性近视：近视屈光度数未降低或降低度数小于 0.5 DS 者；

2. 假性近视：即患者远视力低于正常，近视力正常，使用阿托品麻痹睫状肌后，近视消失，呈现正视或轻度远视。

3. 混合型近视：近视屈光度明显降低（>0.5 DS），但未恢复为正视者。

验方

主穴　鱼腰、睛明、攒竹、四白、太阳、光明。

配穴　百会、风池、合谷、足三里、肝俞、肾俞。

方义　鱼腰、睛明、攒竹、四白、太阳为局部取穴，均是治疗眼疾的经验效穴，有通调眼部气血、解痉明目的作用；光明为远道取穴，解痉明目；百会穴、风池穴活血祛风；合谷穴能调经气、和胃腑，足三里穴补益和中、调节气血；肝俞、肾俞益精血、补肝肾。诸穴相配，标本皆治，增加眼的血液循环、促进眼周组织中蓄积的代谢产物排泄，能有效地消除眼肌的疲劳、解除睫状肌的痉挛，从而使晶状体的屈光度变为正常。

操作　风池得气后以适当的力度向同侧目内眦方向捻针，促使眼区有针感，不可向上深刺；针刺睛明、承泣时首先固定眼球，进针应该轻柔，不可行针，出针时轻轻按压针孔片刻。其余穴位常规针刺即可。

留针 30 min，每周 3 次，1 个月为 1 个疗程，连续治疗 3～6 个疗程。

医案

窦某，男，12 岁，学生，2019 年 7 月 3 日初诊。

主诉　视远不清 6 个月。

现病史　患者 6 个月前发现视远不清，逐渐加重，在学校座位已排至第一排，其母带其到眼科医院检查发现近视，未佩戴过眼镜，无其他病史及遗传因素。家长不愿佩戴眼镜，遂慕名来求张奕主任针灸治疗。患者自述常感眼睛干涩不适，习惯性用手揉眼；胃纳差，挑食，大便稀，小便正常，舌淡红，苔薄白，舌下络脉红，脉细。

检查：视力，左 0.4，右 0.4；矫正视力左－1.5 DS，右－1.5 DS，矫正 1.0。两眼角膜光滑透明晶体、玻璃体透明，双眼底未见异常。

西医诊断 近视。

中医诊断 视近怯远，脾虚证。

治疗 采用上述验方，每周治疗三次。第一次针灸结束治疗后，患者即诉眼睛不适感明显改善。针刺治疗第 2 次后，视力双眼 0.5；针刺治疗第 6 次后，双眼视力 0.6；针刺治疗第 12 次后双眼视力 0.7；针刺治疗第 15 次后，视力左 0.7，右 0.8；针刺治疗第 24 次后视力左 1.0，右 1.2。患者停止针刺，半年后随访，双眼视力 1.0。

按语

近视是现代医学病名，中医古籍中并没有其记载，根据近视患者的病变特点，称为“能近怯远”，直至《目经大成》中始称“近视”。近视的发病因素多由先天生成，后天受遗传、环境和青少年不能正确使用目力等因素所致。历代医家对本病积累了丰富的临床及理论经验，《诸病源候论・目不能远视候》载：“若劳伤脏腑，肝气不足，兼受风邪，使精华之气衰弱，故不能远视。”详细指出了近视的病因病机和特点。

眼与经络的关系密切，眼及眼的周围经络分布周密，源源不断输送气血濡养于目。经络气血流畅、功能正常是目能运动、视物的保证。若经络气血阻滞，目中气血不能运行，清窍闭塞，神光不能发越而成近视。在预防近视的过程中，针刺能改善视神经传导功能，缓解睫状肌痉挛，也能影响视皮质的突触结构及神经递质，提升大脑皮层对刺激的处理，改善视觉中枢的调节功能；另外针刺改善眼部血流状况，促进眼周血液循环，改善眼部的供血不足的状态。针灸治疗能疏通经络、运行气血，使眼睛的调节功能和视力得以恢复。

五 牙痛

牙痛是指牙齿因各种原因引起的疼痛，为口腔疾患中常见的症状之一，可见于龋齿、牙髓炎、根尖周炎、牙外伤、牙本质过敏、楔状缺损等。

针灸治疗牙痛，现代有大量报道，对不论何种原因所致的牙痛均有止痛效果。有研究提出，针刺四肢穴如能刺发激发针感上达头面者疗效较佳，不敏感者止痛效果较差，因此认为如在针刺过程中控制循经感传的方向和强化循经感传的程度将有助于提高镇痛作用。针灸治疗牙痛，主要目的在于镇痛，故一旦疼痛缓解，即应积极治疗病因。

诊断

临床根据症状即可诊断，但重要的主要是病因学的明确诊断。

验方

主穴 冲阳、颊车、下关、合谷。

配穴 太阳、昆仑、内庭、太冲。

方义 颊车、下关为局部取穴，可疏泄足阳明经气，消肿止痛；合谷为四总穴歌，为治疗牙痛要穴；冲阳为足阳明经穴，可清泻阳明火热。

操作

1. 毫针：颊车、下关直刺深刺，使针感向齿根传导；合谷、冲阳、内庭、针尖向上，以“气至病所”手法，促使针感往病所方向传导。

2. 电针：电针可采用密波 100 Hz 或采用密波和疏波结合形式。

留针 30 min，每日一次，5 次为 1 个疗程。

医案

王某，女，24 岁，2022 年 3 月 10 日初诊。

主诉 牙痛 1 天。1 天前进食生冷刺激食物后出现右侧上部牙齿疼痛，至口腔医院就诊予散利痛口服处理，疼痛未见明显改善，为求针灸治疗，来我科门诊就诊。

查体 右上牙龈红肿。

治疗 颊车、下关、太阳、合谷、外关。局部使用密波 10 分钟，后换疏波留针 30 分钟。

经 1 次治疗后，患者牙痛较前明显缓解。

按语

本病多因风火邪毒侵犯，伤及牙体及牙龈肉，邪聚不散，气血滞留，瘀阻脉络而为病；或胃火素盛，又嗜食辛辣，积火与新热互结上冲，或风热邪毒外犯，引动胃火，循经上蒸牙床，伤及龈肉，损及脉络而为病；或由于肾阴亏损，虚火上炎，灼烁牙体及牙龈，令骨髓空虚，牙失荣养，致根脚浮动而隐痛。

辨证首先辨牙痛的虚实，属何脏腑。牙齿位于口内，属足少阴肾经，足阳明胃经之脉入于上齿，手阳明大肠经之脉入于下齿，故本病与肾、胃、大肠等脏腑关系密切。实证，多由于风火邪毒侵袭，或胃火上蒸，伤及牙体及龈肉所致；虚证，多由于肾阴亏损，虚火上炎，牙失荣养所致。故临床辨证，大致分为风火牙痛、胃火牙痛及虚火牙痛三种类型。总的治疗原则为疏风清热，泻火止痛，或滋阴益肾，降火止痛。

六 麦粒肿

麦粒肿又名“睑腺炎”，是一种急性眼睑腺体化脓性炎症，90%～95%感染是由金黄色葡萄球菌感染导致眼睑皮脂腺的阻塞孔引起，以局部红肿、疼痛，出现硬结及黄色脓点为主要临床表现。本病顽固，而且容易复发，严重时可遗留眼睑瘢痕。麦粒肿分为外麦粒肿和内麦粒肿，一般不可自行挤脓，以免引起眼眶蜂窝织炎等并发症。

外麦粒肿刚发时痒感逐渐加剧，眼睑局部水肿、充血，有胀痛或眨眼时疼痛，伴压痛，近睑缘处可摸到硬结，发生在外眼角者疼痛特别显著，外侧球结膜也发生水肿。炎症严重时可引起上睑或下睑弥漫性红肿。轻者经治疗或未治疗可自行消退，或3～5日后硬结逐渐软化，可以见到黄色脓头，积脓一旦穿破皮肤，向外排出，则红肿迅速消退，疼痛也随之消失；重者常伴耳前或颌下淋巴结肿大并有压痛，致病菌毒力强者或全身抵抗力弱者，炎症可由一个腺体扩展到其他腺体，形成多个脓点，可发展为睑蜂窝织炎，伴畏寒、发热等全身症状。

内麦粒肿表现为眼睑红肿、疼痛。红肿一般较外睑腺炎轻，但疼痛却较之为重。在脓肿尚未穿破之前，相应的睑结膜面充血，常隐见黄色脓头，可自行穿破。少数情况下，脓液可从睑板腺的管道向外排出，但较为常见的是脓液突破睑板和结膜的屏障，而流入结膜囊内，脓液排出后，红肿即消退。如果致病菌毒性强烈，则在脓液未向外穿破前，炎症已扩散，侵犯整个睑板而形成眼睑脓肿。

一般不可自行挤脓，以免引起眼眶蜂窝织炎等并发症，可至正规眼科进行针对性治疗，使用滴眼液滴眼或者行手术治疗。针灸等中医理疗侵入性小且疗效确切，值得临床推广。

诊断

麦粒肿的诊断通常基于症状和外观检查。

医生可进行细菌培养，以确定感染的具体细菌类型。

验方

主穴　攒竹、太阳、厉兑。

配穴　风池、大椎、曲池、内庭、二间。

方义　太阳和攒竹均在眼部周围，属于近部选穴，体现腧穴的近治作用，太阳可清热解毒、活血散结，攒竹可疏调眼部气血。厉兑为阳明胃经井穴，可清泻阳明郁热，消肿散结。二间、内庭亦可清泻阳明之邪热，起到清热解毒，散结止痛的作用。

操作

1. **毫针**：毫针针刺眼部局部以浅刺为主。攒竹、太阳、厉兑均可点刺出血。

2. **耳尖放血**：先将耳尖按摩至充血，然后常规消毒，再用三棱针在耳尖轻轻点刺，然后挤压使之适量出血。

医案

胡某，男，29 岁，2023 年 8 月 10 日初诊。

主诉　左上眼睑红肿疼痛 1 天。1 天前熬夜加班劳累后晨起发现左眼皮肿痛，自行于药店买眼药膏外涂治疗无缓解。今为求进一步治疗来诊。

查体　左眼上眼睑红肿，眼白无充血。舌体瘦，舌尖偏红，脉弦。

治疗 取攒竹、太阳、内庭、二间。攒竹、太阳采用局部浅刺，内庭、二间采用局部点刺放血的治疗方法。每日治疗 1 次，连续治疗 2 天后眼睑红肿较前明显减退。

按语

麦粒肿在中医上被称为“针眼”，其病因病机多因外感风热、肝火上炎导致湿热搏结、攻于胞睑、蓄积成脓，治疗上要以凉血解毒、清泻肝火为主；张从正在《儒门事亲》中明确指出，五官科病症最宜采用放血治疗，而耳尖放血疗法，又称“刺血疗法”，具有清热、止痛、抗炎等作用，能将瘀滞的邪毒随血放出，起到“清热、泻火、明目、止痛”的治疗作用。中医治疗麦粒肿具有作用安全、起效迅速、价格低廉、方法多样等优点，此外，还可通过清热消食、调理脾胃来增强机体抵抗力从而减少复发，并能避免麦粒肿手术带来的不适和瘢痕风险，值得进一步推广。

七 咽喉肿痛

咽喉肿痛是以咽喉部红肿疼痛及扁桃体充血、肿胀、化脓为主要临床表现的喉科疾病，严重者咽后壁可出现滤泡增生，伴吞咽困难及恶寒高热。根据实际情况来说，该种疾病的发病人群是十分广泛的：成人、儿童皆可发生。该病症多高发于男性、一些免疫力较为低下的儿童，以及老年人，早春、晚秋较为多见。

传统中医治疗咽喉肿痛由来已久，且疗效较佳，临床常用点刺法、挑刺法、割刺法、啄刺法、络刺法等以宣泄郁热、化瘀解毒、通经活络、切开引流、消肿止痛等。

诊断

诊断通常基于症状和外观检查，并可根据实验室检查鉴别细菌性、病毒性、真菌性。

验方

主穴 少商、关冲、内庭。

配穴 鱼际、风池、外关。

方义 少商为手太阴肺经的井穴，可清泻肺热，为治疗咽喉肿痛等要穴；关冲为手少阳三焦经井穴，可清泻阳明郁热；内庭为足阳明胃经荥穴，可疏泄胃经之火。

操作 毫针针刺眼部局部以浅刺、泻法为主。少商、关冲、内庭均可点刺出血。

医案

王某，男，27岁，2022年5月1日初诊。

主诉 咽喉疼痛2天。

现病史 2天前感冒后出现咽喉肿痛，自行口服连花清瘟颗粒未见明显改善，无明显发热、咳嗽。精神尚可，饮食睡眠尚佳，大小便基本正常。

查体 扁桃体轻度肿大，有充血，舌淡苔薄白，脉浮。

治疗 鱼际穴、少商穴、孔最穴。隔日针刺1次，2次后见咽喉肿痛明显减轻，共计4次而愈。

按语

咽喉肿痛在中医范畴中属“喉痹”范畴，是以咽痛或咽部不适感，咽部红肿为主要特征的咽喉疾病。相当于西医学的急性咽炎、扁桃腺炎、鼻窦炎、百日咳等，有咽喉肿痛上述症状者。咽喉肿痛的发生常与外感风热、饮食不节和体虚劳累等因素有关。本病病位在咽喉，咽通于胃，喉为肺系，肾经上循喉咙，结于廉泉，故本病与肺、胃、肾等脏腑关系密切。本病可分实证、虚证，常分外感风热、肺胃热盛和阴虚火旺三型。

八 眼睑下垂

眼睑下垂指上眼睑垂坠或向下方移位，上睑提肌及其腱膜和上睑板肌负责维持上睑静息位置及上提上睑，若以上结构遭到破坏，由此导致的眼睑位置下移可减少入眼光量，从而导致视力减退。在假性上睑下垂中，眼球、骨和软组织附件往往完整，而它们之间的异常结构关系可能造成继发性眼睑异常。

先天性肌源性、获得性腱膜性和退化性上睑下垂为儿童和成人中最常见的上睑下垂原因。成人可能伴有面部软组织退化改变，从而加重上睑下垂或掩盖其征象。绝大多数上睑下垂患者并未转诊至眼科医生或眼整形外科医生进行评估与治疗。而转诊患者中，其症状包括头痛、眶上部神经痛、视力下降与视野缩小等。手动提拉眼睑与面部软组织时，视力可得到改善。上部视野丧失最为常见。但是，中央视觉也可能受到不良影响。上睑下垂急性发作时，尤其是伴有其他眼部或眼眶症状时，有必要到眼科就诊进行进一步检查。

诊断

根据典型的临床症状即可诊断。

验方

主穴 百会、头维、太阳、四白、大椎、足三里、合谷、攒竹。

配穴 肝俞、脾俞、风池、血海等。

方义 百会位居人体最高且为诸阳之会，有升提气血，举持脏腑之效，针刺可助眼睑上抬。头维穴所属足阳明经循行头面部，“起于鼻，交頞中……循发际，至额颅”，兼其经筋为“目下纲”主司下眼睑运动，辅助运动眼周肌肉。攒竹、太阳及四白选其近治之效，促进眼周血液循环。该病属阴病，则取大椎；大椎为手足三阳经与督脉交会穴，为人体阳气输布运行重要枢纽，《素问·生气通天论篇》云：“阳气者，若天与日，失其所，则折寿而不彰显。”再配胃经合穴足三里、大肠经之原穴合谷，治痿独取多气多血之阳明，共达益气健脾，通阳荣血，充肌养筋之效。

医案

叶某，女，36岁，2021年5月4日初诊。

主诉 右眼上睑下垂3个月。

现病史 3个月前无明显诱因下右眼上眼睑下垂，眼球转动不灵活，晨起尚可，日间逐渐加重，曾至当地医院就诊，予激素冲击等对症治疗未见明显改善。

查体 右眼上睑下垂，舌淡苔薄白，脉细沉。

治疗 攒竹、百会、头维、太阳、四白、足三里、合谷、脾俞。每次留针30 min，每日治疗1次。连续治疗1个月，上眼睑可抬高，眼裂可开一半，后继续治疗1个月而愈。

按语

眼睑下垂类属中医“睑废”“雎目”范畴，症见单侧上睑部分或全部下垂，可分为先天性及后天性。先天性多与遗传有关，目前尚无完备确切的诊疗方案；后天性多继发于神经系统疾患或由外伤引起。中医认为主要涉及的脏腑为脾，一则“五轮学说”中眼睑为“肉轮”，归脾主司，如《兰室秘藏·眼耳鼻门》云：“夫五脏六腑之精气，皆禀受于脾，上贯于目。”二则脾气主升，维持各器官位置，脾虚气陷则致病。三则脾主肌肉，脾虚运化无力则肌肉失充失养可致眼睑下垂。故当以益气健脾，荣血养筋为治则。选穴时多据穴位近治作用及中医整体观的原则。

九 口腔溃疡

口腔溃疡也称“口疮”，是一种常见的发生于口腔黏膜的溃疡性损伤病症，多见于唇内侧、舌头、舌腹、颊黏膜、前庭沟、软腭等部位，这些部位的黏膜缺乏角质化层或角化较差。舌头溃疡是指发生于舌头、舌腹部位的口腔溃疡。口腔溃疡发作时疼痛剧烈，局部灼痛明显，严重者还会影响饮食、说话，对日常生活造成极大不便；可并发口臭、慢性咽炎、便秘、头痛、头晕、恶心、乏力、烦躁、发热、淋巴结肿大等全身症状。

其发病是多种因素综合作用的结果，其包括局部创伤、精神紧张、食物、药物、营养不良、激素水平改变及维生素或微量元素缺乏。系统性疾病、遗传、免疫及微生物在口腔溃疡的发生、发展中可能起重要作用。如缺乏微量元素锌、铁，缺乏叶酸、维生素 B_{12} 及营养不良等，可降低免疫功能，增加口腔溃疡发病的可能性；血链球菌及幽门螺杆菌等细菌也与口腔溃疡关系密切。口腔溃疡通常预示着机体可能有潜在系统性疾病，口腔溃疡与胃溃疡、十二指肠溃疡、溃疡性结肠炎、局限性肠炎、肝炎、女性经期、维生素 B 族吸收障碍症、自主神经功能紊乱症等均有关。

诊断

根据典型的临床症状即可诊断。

验方

1. 实证

主穴　劳宫、地仓、合谷。

方义　劳宫为心包经之荥穴，可清心火而止痛，地仓、合谷可清泻阳明郁热。

2. 虚证

主穴　廉泉、通里、照海、足三里。

方义　廉泉可滋阴降火，通里为心经络穴，可养阴清心，照海为肾经经穴，可导虚热下行。足三里可以清脾胃伏火，养益胃阴。

医案

沈某，男，42岁，2017年2月初诊。

主诉　反复口腔溃疡5年。

现病史　5年前无明显诱因下出现口腔溃疡反复发作，久治不愈，常于睡眠不足，劳累过度时复发。溃疡局部疼痛异常，伴口干，失眠，多梦，手足心热，烦躁，大便秘结。

查体　上唇内侧有绿豆大圆形溃疡，舌质红，苔少，脉细数。

治疗　廉泉、通里、照海、足三里、三阴交、天枢。

依上方上法治疗7次而愈，1年后随访未见复发。

按语

中医学认为该病虽生于口，但因脾开窍于口，肾脉连咽系舌本，故与脾、肾密切相关。《素问·气交变大论篇》云："岁金不及，炎火乃行……民病口疮，甚则心痛。"首次指出火热为口腔溃疡的基本发病因素。《蒲辅周医案·口疮》中记载："口腔溃疡为病，一由胃火，一由脾热。"明确指出脾胃伏火是口腔溃疡的重要病因病机。口腔溃疡多由脾胃实火与心火郁热，火热循经上攻所致。口腔溃疡有实有虚，针灸治疗口腔溃疡时应辨清虚实。正如《圣济总录·口舌生疮》云："口疮者，由心脾有热，气冲上焦，熏发口舌，故作疮也。又有胃气弱，谷气少，虚阳上发而为口疮者。不可执一而论，当求其所受之本也。"